JM047447

# PMS

月経前症候群

# 正しい知識を
# もつために

著者 **武谷雄二** 東京大学名誉教授
医療法人レニア会理事長

**MEDICAL VIEW**

**Premenstrual syndrome-toward a better understanding of the whole picture**
(ISBN978-4-7583-1994-2 C3047)

Author：TAKETANI Yuji

2020. 10. 10 1st ed

©MEDICAL VIEW, 2020
Printed and Bound in Japan

**Medical View Co., Ltd.**
2-30 Ichigayahonmuracho, Shinjuku-ku, Tokyo, 162-0845, Japan
E-mail ed @ medicalview.co.jp

# PMS/PMDDとは何か？
## ——序文にかえて——

　生殖年齢にある多くの女性が、月経の前に、"イライラ、攻撃的、抑うつ、不安、涙もろい、眠気、集中力の低下、過食、倦怠感など"の症状を訴え、仕事、家事、学業などの日常の生活に支障をきたす状態を「月経前症候群(premenstrual syndrome；PMS)」という。

　PMSは生理痛と比較し、これまであまり知られてこなかったが、その理由は、
　　(1)PMSの症状があまりにも多様である
　　(2)症状が出る時期は限定されているが、その時期に気づきにくい
　　(3)軽度のものを含めると、大多数の女性がPMS様の症状を経験しており、生理的な現象とオーバーラップするものもあり、異常な状態(疾患)として本人も周囲も認識しがたい
などが挙げられる。

　月経前の不快な症状が日常の生活に支障がない程度であれば、生理現象と捉えられるだろう。しかし現実には、PMSとの区別は困難であり、両者には明らかな境界はない。PMSという診断が付けば疾患として扱われるが、その判断は、本人の苦悩の度合や生活の質(QOL)、治療の希望の有無などの訴えによって決定される。つまり、当人でしか知り得ない内容によって決まるわけである。そのため、「病気の診断は、客観的な所見に基づいて科学的に下されるべきである」という近代医学の潮流から取り残されてきたといえる。

　これほど多くの女性が悩んでいるPMSの存在が知られるようになったのは、20世紀半ばであるという事実は驚きである。現在でもPMSの研究は途上にあり、その全貌には辿りついていない。そのため、PMSの診療にかかわる現場の医師は、自身の経験に基づいた治療を個別的に手探りで行わざるをえないというのが実情である。

　一方、PMSで悩んでいる女性の多くは、"治療の対象となる状態である"ということに気づいていない。また治療を希望しても、多様な症状が既存の診療科で扱う疾患の枠組みに合致せず、どの診療科を受診すればよいのかもわからないのが現状である。

　では現代のPMSが、なぜことさら問題となってきたのだろうか。その理由の一つは、働く女性が増加してきたことである。家庭内で仕事をしている限りは、自分のペースで仕事ができるため、ある程度PMSと折り合いをつけることができた。しかし女性の社会進出に伴い、多くの女性は職場のルールに従い受け身的に仕事をせざるを得ず、それがPMSを顕症化させ、より耐え難いものに向かわせた。さらに仕事と家事・育児・介護などの多重負担によるストレスがPMSを増悪させ、その結果、職場でのストレスが一層高まるという悪循環を形成することになってしまったのだ。加えて、男女が性差を考慮することなく、機械的な平等論に則って仕事を割り振られるようになり、PMSで苦しんでいる女性に対する不寛容を醸成してきたといえるだろう。

　当然のことながら、月経がなくなればPMSを経験することはない。戦後間もないころまでは、生殖年齢にある多くの女性は、度重なる妊娠や授乳により月経が中断

しており、PMSから解放されていた。だが近年は、未婚率の上昇、出産年齢の高齢化、少子化などに伴い、女性が生涯に経験する月経回数が著しく増してきたため、当然PMSで悩むトータルの期間が増えてきている。このようにPMSの発症要因は、現代社会を生きる女性のライフスタイルに根ざしており、知られざる現代病といってよいであろう。

　月経と関連があるということで、PMSを話題にすることさえ憚られる風潮がいまだに残っている。しかし、これだけ多くの女性がPMSで悩んでいるという事実、そしてPMSがもたらす社会的な影響に鑑み、もはや正体がよくわからない状態（疾患）といって、見過ごすことはできなくなっている。本人の苦悩もさることながら、社会における女性の貢献が期待されている現在、PMSによる社会損失ははかりしれない。さらに、家庭においては夫婦関係、親子関係にも深刻な影響を及ぼすこともあろう。また、本人の苦しみもさることながら、職場や家庭での人間関係を損なうことで周囲を巻き込むことにもなりかねない。

　長年にわたり産婦人科診療に携わってきた筆者は、PMSで悩んでいる女性の深刻さを目の当たりにしてきた。昨今、就労女性の多くにみられるようになった"燃え尽き症候群"や"うつ病"などが社会問題化しているが、PMSがしばしばその予兆となっている。しかし、その症状に対して医療機関を受診する女性は氷山の一角であり、多くの女性は何が起こっているのか理解できず、途方に暮れているのかもしれない。

　診療の現場では、PMSで悩む女性を個別的に丁寧に治療することは重要である。しかしながら、PMSで苦しんでいる女性を取り囲む多くの方々（家族、職場、社会）が、PMSを正しく理解し、PMSで悩む女性の苦悩を共感・受容し、彼女たちの生きやすい環境を作り出してあげることのほうが、有意義と考える。家庭においてはパートナーの理解・支援が欠かせない。これらによって、本人のみならずその周囲にとっても、PMSにまつわるトラブルを最小限にとどめることが可能となるものと確信する。

　以上に述べたように、多くの方々がPMSに関する理解を深めていただくことが、PMSで悩む女性の救済につながるという期待を込めて本書の起筆を思い立った。最近、PMSを扱った研究が精力的に行われつつあり、ようやくPMSの実相に迫ることが可能となってきている。本書はPMSの歴史、生物学・医学的側面および社会的な問題点などを包括的に取り上げた。

　女性の医療に従事する方、産業医、実際にPMSで悩んでいる女性などはもちろんのこと、性別、職業などを問わず多くの方々にPMSなるものを知っていただくことを切に願い、専門的な事項を網羅しつつ、一方では、専門外の方々にもご理解いただけるような記述を心がけた次第である。また本書がPMSに関する世間の関心、理解、支援を高めることで、PMSで苦しんでおられる方々にとって多少なりとも助けとなることを念願している。

2020（令和2）年9月吉日

武谷雄二

# 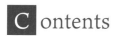ontents

―――――第2章―――――
# PMS/PMDDの真相に迫る

## ─────第3章─────
# PMS/PMDDは現代女性の生活環境と関係する

## ─────第4章─────
# PMS/PMDDはさまざまな病気を伴う

─────第5章─────

# PMS/PMDD の概念の変遷

─────第6章─────

# 現代人は PMS/PMDD といかに付き合うか

───────第7章───────
## PMS/PMDDの対処法および医学的治療

# 月経前症候群(PMS)とは？
# 月経前不快気分障害(PMDD)とは？

# 月経前症候群(PMS)とは？
# 月経前不快気分障害（PMDD）とは？

## 月経前症候群(PMS)とは

月経のある女性の7〜8割は、月経の3〜10日前に何らかの身体的、精神的な不調、行動の異常などが自覚される。例を挙げると、**精神的症状（抑うつ、イライラ、不安、怒りっぽい、困惑、社会との隔絶、食欲亢進など）**、あるいは**身体的症状（下腹部膨満感、乳房緊満感、頭痛、下肢の浮腫など）**が主たるものである。

これらの症状の多くは生理的な現象といえる程度にとどまることが多く、不快ではあるが、我慢できるものである。症状はもっぱら本人の訴えによっており、客観的に症状の有無やその程度を他者が判断することは困難である。そのため、第三者が女性特有の生理現象か、あるいはその程度を逸脱した病的な状態かを判定することは容易ではない。

医学的には、上記のような症状により日常生活に支障をきたし、治療を求めるような状態を「月経前症候群（premenstrual syndrome；PMS）」とよぶ。PMS様の症状の発現頻度は40％程度ともいわれているが、軽いものを含めると、さらに多くの女性が月経前の心身の変化に気付いている。しかし、家事、仕事、育児などの日常生活に支障をきたすものということになると、その頻度は5〜20％程度にとどまる。

一概に日常生活といっても、学業、家事、育児、就労、夜勤・シフトワーク、介護などのいずれにかかわっているのかによりまったく異なる。日常生活の負担とPMSの程度は関連しており、この点でPMSの症状の強さは外的環境に影響され、個体の生来の素因で必然的に発症する内因性の疾患とはいいがたい。日常生活の負荷と、個々の女性の固有の性格・経験・適性、周囲の理解・

メンタル面の強靭性などの相互関係でPMSの発症は規定される。 つまり、**外的因子と内的因子とが相互に影響を及ぼし合う**と考えられる。

　PMSは若年女性に比較的多く、受診するのは20代および30代が多い。 しかし思春期から閉経に至るまで、ストレスなどをきっかけにいつでも発症しうる。PMSは本人にとって大変つらい状態であるが、家族など周囲の者にとっても、いったい何が起こっているのかわからず、ただおろおろして見守っていることが多い。

　なお、PMSは世界保健機構(WHO)が作成している国際疾病分類(ICD-10)では「月経前緊張症(premenstrual tension syndrome)」という診断名になっている。しかし"緊張"の意味がわかりにくく、しかもPMSの症状は大変多く、それらを一括して"緊張"という言葉で表現するのは無理がある。 現在は、「月経前症候群(PMS)」という診断名が世界的に広く用いられている。

## PMSの症状とは

　PMSに関連する症状はきわめて多様であり、200を超える[1]。これほど多彩な症状がみられる疾患はほかに例がない。 しかも、多くの疾患は身体症状か精神症状かに分けられるが、PMSの症状は両者にまたがっている。 代表的なものは以下のとおりである。

---

### 精神神経症状

急な気分変調、緊張状態、イライラ、攻撃的(怒りやすい＝易怒性)、抑うつ、不安、涙もろい、倦怠感、無気力、パニック様状態、無視されている気分、集中力の低下、物忘れ、何かに心が奪われて自分を失っている状態、孤独感、社会からの隔絶感、食欲の異常(過食が多い)、渇、性欲の変化、眠気、集中力の低下、判断力の低下、不眠症、悪夢、光線や臭いへの過敏など。

### 身体症状

おなかの張る感じ、消化器症状(悪心・便秘・下痢など)、疼痛(頭痛、関節痛、筋肉痛、乳房痛、腹痛、腰痛など)、足のむくみ、体重増加、乳房が張る感じ、皮膚症状(ニキビなど)などがある。 これ以外に、自律神経失調症状として、のぼせ、めまい、動悸など。

---

第1章

第2章

第3章

第4章

第5章

第6章

第7章

PMSの症状は文化や民族で違いがあるが、わが国では、イライラ、怒りっぽい、情緒不安定、倦怠感といった精神症状が比較的頻度が高い。

　上記のように、PMSの症状はきわめて多彩かつ個別的である。そのため、**本人はこれらがPMSによる症状であることを認識できない場合が半数近くある**。しかも、特定の臓器と関連付ける症状が乏しいため、からだのどこが悪いのか見当がつかず、どうしてよいか一人で悩んでいることも多い。複数の症状がみられることも多くあり、逆に、イライラとか不眠のみといった場合もある。さらに症状の程度、組み合わせは**月経周期**(p.110参照)ごとに異なることもある。また一般に、症状の程度と発現日数とは相関している。

## PMSの症状がみられる時期は限られている

　PMS診断の決め手となるのは、症状よりもむしろ"症状の発現時期"である。**症状がみられるのは、「排卵を過ぎて月経に至るまでの時期」に限られている。**

　この時期は、**卵巣からプロゲステロン(黄体ホルモン)が分泌**されており、**黄体期(排卵から月経開始までの約14日間)**に相当し基礎体温が**高温相**となっている。なお、この時期は子宮からみると分泌期に相当し、受精した卵が子

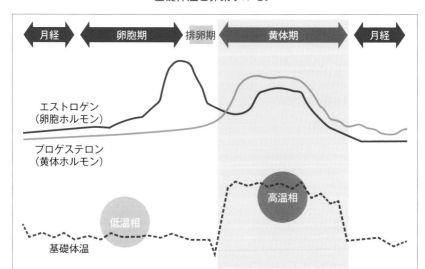

基礎体温と卵巣ホルモン

宮に着床する時期である。

　月経周期とホルモン分泌の基礎知識は別項で解説しているので、参考されたい。PMS症状の出現の特徴をまとめると，以下のようになる。

## PMS症状の出現の特徴

- 月経は約28日周期でみられるのが標準的であるが、こうした女性において PMS症状がみられる時期は月経周期の後半である。
- 症状は排卵後から現われることもあるが、多くの場合は黄体期の後半、つまり 月経の前の5〜7日間ぐらいにあたる。 ときに月経周期が30日以上、または2 カ月の周期の女性でも、排卵があればPMSの症状がみられることがある。 この場合にも，症状は月経前の5〜7日間に出現することが多い。
- 月経が始まると、PMS症状は数日以内に軽快、または消失する。このような流れを「頭のなかを覆っていた雲が取り除かれたようだ」と表現する女性もいる。
- いったん症状が発現したら1日で軽快することはなく、少なくとも月経が始まるまでの数日間以上は持続する。

　症状は急に出現するものと、徐々に強くなるものがある。**よく誤解されることとして、月経中に下腹痛、腰痛、頭痛、下痢、イライラなどがみられることがある。**これらの症状はPMSではなく、月経時特有の症状である。 このうち、骨盤の痛みを中心とした症状がみられ、それが日常生活に支障をきたす程度ならば、**月経困難症**(p.114参照)と診断される。なお、PMSと月経困難症とが合併することもある。

　PMSは、黄体期に限定して症状が出現するもので、通常、排卵がなければPMSは発症しない。**PMSの症状が出現する前提として排卵があり、それに引き続いて、プロゲステロンが一定量分泌されている必要がある。** したがって、無排卵、無月経、妊娠中、授乳期、閉経期の女性では排卵がないので、厳密な意味でのPMSはみられない。

　また、妊娠が成立すると、プロゲステロンが持続的に分泌されるので、PMSが遷延することになるが、症状はいずれ消失する。 **妊娠中には多量のプロゲステロンが分泌され、この影響もあってしばしば下腹痛、頭痛、乳房痛、便秘、倦怠感、不眠、食欲亢進、抑うつなどPMSと似た症状がみられる。 しかし、これはPMSとは区別される。**なお、妊娠中のプロゲステロンの分泌源は妊娠初期(妊娠8〜10週まで)には卵巣、その後は胎盤を構成する絨毛細胞である。

　**PMSで長年苦しんでいた女性が妊娠中、授乳中(この時期には卵巣の機能**

が低下し、排卵はみられない）に軽快するが、断乳後、排卵がみられるようになると、再度PMSが出現することが多い。一部の女性では、季節によって症状の程度が異なることがある。

# PMSの症状はなぜ多彩なのか

PMSの症状はなぜ多彩なのだろうか。それは以下のように説明できる。

## 性ステロイドホルモンは全身に作用する

確実なことは、**PMSはプロゲステロンに曝露されないと発症しない**ことである。 プロゲステロンが分泌されている黄体期には、エストロゲンも同時に分泌されている。プロゲステロンやエストロゲンはいずれもホルモンとよばれる物質であり、細胞に存在する**ホルモン受容体**（p.115参照）（各ホルモンに特異的なホルモン受容体がある）に結合して、各ホルモンは特有な作用を発揮する。**プロゲステロンの受容体はエストロゲンによって誘導される。したがって、プロゲステロンの作用の程度は、エストロゲンとのバランスによって決まる**といえる。

一方、女性のからだには意識されることはないが、生殖効率を高めるようなしくみが内在している。すなわち、**生殖現象には、精神心理状態、欲望、行動、内分泌・代謝機能など脳を含む全身の諸臓器がかかわっている**のである。 これらは主として、エストロゲンとプロゲステロン［これらは**性ステロイドホルモン**（p.115参照）とよばれる］による調節を受けている。

PMSの症状は、**性ステロイドホルモンの生理作用の過剰発現または特定の作用のみが強調されて発現した**と捉えることができる。 性ステロイドホルモンは、ほぼ全身の臓器や組織に作用するため、**PMSの症状群は循環器系、消化器系、呼吸器系などの疾患のようには類型化できず、各臓器、組織横断的な症状がみられる**ことになる。 言い換えれば、各症状の間に関連性が乏しいということである。

## 月経周期の後半は気分が落ち込む傾向にある

女性の心身は月経周期により変動する。一般に月経終了後から排卵前（卵胞期）には、快活で行動的となり、排卵に向けて運動量は増えてくる。**逆に排卵後から月経まで（黄体期）の間は、気分は卵胞期よりは低下し行動が控えめと**

第1章

第2章

第3章

第4章

第5章

第6章

第7章

## Column　PMSと誤診されやすい疾患：プロゲステロン過敏症

　PMSと誤診されやすい主な疾患として、プロゲステロン過敏症が挙げられる。プロゲステロン（体内で作られるホルモン）やプロゲステロンと類似の生物作用をもつ化学合成された物質（プロゲスチン；progestinとよぶ[注1]）などをあたかも異物として認識して、それに対する抗体が作られることで引き起こされる珍しい疾患である[2]。

　発症のきっかけは、経口避妊薬（合成エストロゲン＋プロゲスチン）（p.115参照）を使用したことなどが多い。卵巣が分泌するプロゲステロンに対しては、自然に抗体ができることはめったにない。しかし経口避妊薬などに含まれるプロゲスチンに対する抗体ができると、その抗体は類似の化学構造をもつプロゲステロンにも反応してしまう。プロゲステロンに対する抗体は免疫系の細胞の表面に存在し、それとプロゲステロンが結合すると、さまざまな免疫反応を惹き起こすことが原因と推定されている。そのため、ちょうどプロゲステロンが分泌されている時期、すなわち黄体期（月経の前）に発症し、月経に先立ちプロゲステロンが消退すると軽快するので、あたかもPMSと誤診されやすい。特にプロゲステロンの値がピークとなる黄体中期に発症することが多い。このような症状をプロゲステロン過敏症（progesterone hypersensitivity），プロゲステロンアレルギー（progesterone allergy）、あるいは自己免疫性プロゲステロン皮膚炎（autoimmune progesterone dermatitis）などとよんでいる。

　検査によりプロゲステロンに対するIgE抗体が検出される。症状は皮膚に関連したものが多く、黄体期に湿疹、蕁麻疹、血管性浮腫、固定疹、皮膚の点状出血、紫斑、口内炎、多形紅斑、スティーブンス・ジョンソン症候群（皮膚粘膜眼症候群）、掻痒症などがみられる。また、プロゲステロン過敏症はよく接触性皮膚炎と間違えられる。ひどい場合には、喘息発作、アナフィラキシーショックなどを起こす。プロゲステロン過敏症はプロゲステロンがきわめて高値となる妊娠中にも出現することがあり、産後には消失することが多い。当然、閉経後は発症しない。

---

注1）プロゲステロンとプロゲスチンを総称してプロゲストーゲン（progestogen）という。しばしば、プロゲスチンはプロゲストーゲンと同義として用いられることもある。

**なる傾向がある。**

　これらのことは、**ホルモンや自律神経系**（p.114、120参照）により調節されているのである。もちろん日常生活を営んでいる限り、第三者からは女性の内面の変化はわかりづらいが、月経周期において個々人で程度の差こそあれ、このような気分の変動がある。そのため、一部の女性では、気分が低下している黄体期にストレス、不安、寝不足、潜在的な体調不良などが加わると、さまざまな不定愁訴（本人のみしかわからない多様な症状）として自覚されることになる。これもPMSの症状とみなされることにある。なぜならば、PMSの症状は、症状発現のメカニズムを問わず、発症の時期のみで規定されるためである。

# PMSの診断はどのようになされるのか

　実際の診断は、もっぱら症状の発現やその程度を確認することでなされる。

---

### 診断の要点（症状の確認）

- 排卵がある女性において、特徴的な症状が月経の3〜10日前に出現し、月経が始まると軽減する。
- 症状のために日常の生活に支障をきたす。
- 症状は、少なくとも数周期にわたり、同じような時期に同じような症状が反復する。
- 症状の数は問わない。

---

　同じような症状であっても、月経ごとにその症状の程度が異なることもしばしばある。また、月経周期を重ねるごとに症状が強まることがある。プロゲステロンが分泌される時期に症状が出るが、プロゲステロンの血中濃度は、PMSの有無で明らかな差は認められない。

　婦人科的な診察では、特別な所見はみられない。血液検査、画像診断（超音波、X線、CT、MRI）などでも特に異常が認められず、**患者の自覚症状のみが決め手となる。**

## 診断の実際

　月経周期のどの時期に、どのような症状が出るかを記録すると診断が容易になる。できれば、**基礎体温を記録したチャートに、症状とその発現時期を**

記載すると、排卵の有無、時期が特定でき、より正確な診断が可能となる。

　月経周期の一定の時期に似たような症状が出現することを2～3周期記録すると、診断が容易となる。

　症状には、**軽度、中等度、高度**といった程度を示すとよい(月経日記)。

　また**精神症状については、本人だけではなくパートナーや家族などの評価を加える**ことで、より客観性をもつ。

---

（Column）アメリカ産婦人科学会の診断基準

　アメリカの産婦人科学会では、おおむね以下のような診断基準を設けている。

　少なくとも過去の3周期以上にわたって、月経前の5日間にうつ状態(気分の落ち込み)、怒りやすい、精神不安定(苛立ち)、不安、困惑(混乱)状態、社会との隔絶などの精神症状が少なくとも1つ、乳房痛(乳房緊満感)、腹部膨満感、頭痛、手足のむくみ、体重増加などの身体症状も少なくとも1つ出現し、遅くとも月経開始4日目には消失し、排卵前(月経の13～14日前)までは症状はみられない。症状の程度は日常生活に影響を及ぼす。

　上記の症状は、来院後の2周期にわたり再現することを確認する。

　ただし、うつ病、不安神経症、慢性疲労症候群、腸過敏症候群、甲状腺疾患などは症状が似ているため、鑑別が必要である。

　一見、PMSと診断される女性の半数は、このような疾患が背景に潜んでいる。またPMS類似の症状を起こしうる薬物療法・ホルモン療法を受けている場合、アルコールや薬物中毒などを除外する。

　以上は、あくまでもアメリカのPMSの臨床像の実態を記載したもので、時代、民度、医療事情などにより症状や取り扱い基準は異なることがありうる。

---

# 月経前不快気分障害(PMDD)とは

　PMSの症状の現れとして、特に抑うつ傾向が顕著であることに加え、ささいなことで怒りが爆発し自身のコントロールができない、集中力の低下により仕事ができない、悲しくて泣きたくなる、不安感、パニック状態などが前面に出てくることがある。これは「**月経前不快気分障害**(premenstrual

第1章
第2章
第3章
第4章
第5章
第6章
第7章

dysphoric disorder；PMDD)」とよばれるもので、**PMSの特殊型（重症型）**とみなされる。PMDDの頻度はPMSより少なく、3～8%程度にあたり、20代、30代で発症することが多いが、まれには思春期で発症する例もある。

　PMDDの症状は、PMSと同様に**月経の前に出現し、月経開始とともに軽減、消失する**。症状がないときには、穏やかな気持ちで過ごすことができるが、月経前には別人のごとく変わり果ててしまう。多くの場合に、**ストレスが契機となって発症し、不安障害や気分障害［うつ病、双極性障害（躁うつ病）など］の既往がある**。また、家族歴としてPMSやPMDDがみられることがある。

　症状が出ているときには、人との交わりが苦痛となり、仕事や学校に行けなくなって、家に閉じこもり社会とのかかわりが薄れてしまうこともある。あたかも、躁うつ病のごとく気分の変動が激しいといったことなどが特徴である。

　PMDDで悩む女性は、「頭の中が燃えている」「頭がぼんやりして現実感がなくなる」「わたしのすべてが台無しになった」「衝動的に電車に飛び込みたくなる」「永遠に目が覚めなければよい」などと表現することがある。

　さらに、自分の状態を周囲に話しても十分な理解が得られず、「落ち着きなさい」と言われ、「自分は本当におかしくなってしまった」と感じ、孤独感・絶望感に襲われることもある。

　PMDDで注意すべきことは、**自己の感情を抑えられず、家族ともうまくやっていけず、自殺念慮も出てくる**ことである。そのため、当人も周囲も精神疾患を疑うことがしばしばである。

　精神症状以外にも、**おなかが張る感じ、頭痛、乳房痛など、PMSに特徴的な身体症状を伴うことがある**。

　PMSとPMDDは連続的に移行するもので、画然と鑑別することはできない。なおPMDDという疾患は、下記に述べるアメリカ精神医学会が定義したものであり、同学会は、"うつ病の亜型"とみなしている。

## PMDDの診断はどのようになされるのか

　アメリカ精神医学会の見解によると、PMDDはPMSの一部とみなされ、その診断基準(DSM-Ⅴ)をおおむね以下のように規定している。

### PMDDの診断基準
● 月経前の1週間に以下の症状が5つ以上ほぼ毎周期出現し、月経が始まると良

くなり、月経開始後の1週間には完全に消失する。

● その症状の程度は日常の仕事、学業などができなくなるほどである。

● ただし、下記の①から④までの症状が少なくとも1つが存在する。特に、①②はPMDDの典型的な症状である。

①情緒不安定（突然悲しくなる／涙もろくなる／のけものにされている）

②イライラ怒りやすい／対人関係の障害

③抑うつ状態／悲観的／自己卑下

④不安／緊張感

⑤日常の活動に興味がもてない

⑥集中力の低下

⑦倦怠感・無気力・易疲労感

⑧食欲の異常（異常亢進、特定の食物への渇望など）

⑨睡眠障害（不眠・過眠）

⑩何かに心が奪われている／自分を失っている

⑪身体症状；乳房緊満感／乳房痛、筋・関節痛、腹部膨満感、体重増加など

　以上の症状は、他の精神疾患、治療薬剤、薬物常習などに帰するものではないことを確認する。また、経口避妊薬の服用者は、服用前の状態が診断基準を満たしていたことを確認できなければ、PMDDと診断を下すことはできない[注2]。

　PMDDの診断基準はアメリカで策定されたが、それに基づいて診断されたPMDDの頻度はカナダ、ヨーロッパ、日本を含むアジア、アフリカなどでもほぼアメリカと同様であることから、世界共通の診断基準として採用可能とみなされる[4]。

　DSM-Vによると、**上記の症状が直近の1年間のほとんどの月経周期において確認される**必要がある。さらに、**PMDDを疑ってから前方視的に少なくとも2周期以上反復する**という条件も加わっている。なぜ、前方視的な観察な必要かというと、月経前の心身の状況を振り返って尋ねると、月経の前の状

---

注2：現在広く用いられている低用量の経口避妊薬では、精神症状を呈するリスクはきわめて低いが気分変調をきたす可能性がある。経口避妊薬を使用している女性では、しばしば子宮内膜症、月経困難症などの合併症がある。これらの疾患による症状は、PMDDとオーバーラップすることがある。また、経口避妊薬を服用している若年女性では、抗うつ薬などの向精神薬を併用している率が高い[3]。

態と月経に付随する不快症状とを結び付けてしまうというバイアスが生じる余地があるからである。いずれにせよ、PMDDの診断基準のハードルはきわめて高い。診断が自覚症状のみに基づいているため、やむをえないことかもしれない。厳密な診断基準に基づいたPMDDの頻度は1〜2%である。

　実際には、過去1年間の状態を確認し、その後の2周期間何もしないでつらい経験をしている女性をただ診断のために観察することは、患者を診る立場としては難しい。現実には、早急に何らかの治療を開始することもしばしばである。アメリカ国内でもアメリカ精神医学会であるPMDDの診断基準（DSM-Ⅴ）は厳格すぎるという意見も出ている[5]。

## PMDDの診断を行う意義はここにある

　PMDDで悩む多くの女性、ならびにその家族は、長い間その原因がわからず、得体のしれない恐怖感に襲われ、重大な精神疾患ではないかと思い悩んでしまっている。このことが、悪循環的に症状を一層強くする。また医療機関を受診しても、うつ病と診断され、長期治療されている場合も多い。

　PMDDで問題となるのは、**社会的孤立**と**自殺願望**である。意外にも、**本人は自分の症状が周期的に月経前に反復していることに気付かないケースがあり、PMDDと苦闘している女性の攻撃の対象となるパートナーなどが、症状が発現する時期の特徴に気付くことが多い。**そして本人に知らされ、その結果、本人は医学書やインターネットで検索し、あるいは医療機関を受診して、"女性特有のホルモン動態が関係するPMDDという状態である"ことことがわかり、「私の頭は決しておかしくなっているのではない」ということを理解することでかなり安心する。

　さらに、多くの女性が同様な症状で悩んでおり、自分だけではないのだと悟ることで気が楽になる。PMDDで悩んできた女性にとって、原因を知ることは何事にも代えがたい安堵感をもたらす。月経がある限りPMDDの完治は難しいということを知らされても、それとうまく付き合うことで耐えられるようになる。加えて、さまざまな治療法があるという説明を聞くことで、積極的に治療を受ける気になる。

　PMDDとの診断が付いた女性の生涯における自殺企図は15%程度である。医師側からみても、**PMDDと診断を下すことで、治療の際に自殺念慮などに注意を払い未然に防ぐことが可能となる。**また、**抗うつ薬やホルモン薬などの**

**治療で症状の軽減を図ることができ、劇的な改善がみられることも少なくない。**

# PMS/PMDDのリスク因子は多い

　それでは、PMS/PMDDになりうるリスクにはどのようなことが挙げられるか、以下に列挙してみた。

## PMS/PMDDのリスク因子

### ● トラウマ

過去に精神的なトラウマとなりうる出来事を経験した女性は、その後、そのような経験がない女性と比較して、4倍以上PMDDを発症するという[6]。また、精神的なトラウマのなかでも、幼少期のネグレクトや虐待がPMS/PMDDのリスクとなることが、最近注目されている[7]。

### ● 循環気質

怒りやすい性格、循環気質（躁うつ病ではないが、気分が爽快となる時期と憂うつとなる時期が変動する）はPMDDのリスク因子となる。逆にPMS/PMDDの症状は、ときに循環気質とみなされることもあるだろう。また、循環気質がさらに顕著となった双極性障害もPMDDをしばしば合併する。これに加え、うつ病、不安神経症、パニック障害などとPMS/PMDDとはお互いに関連があることは、すでに述べたとおりである。これらの精神疾患の既往がある女性はPMS/PMDDに罹患しやすく、逆も真である。

### ● ストレス

ストレスはPMS/PMDDのリスクとなる。仕事をしている女性のほうがPMS/PMDDの頻度が高く、特に仕事の内容、量を自分では調節できない仕事に就いている女性に多い[8]。つまり同じ仕事量でも、自分で仕事のペースを調整できればストレスは軽減することになる。

### ● 肥満

肥満の女性はPMS/PMDDの発症率が高い。

### ● 生活習慣

喫煙、飲酒とPMS/PMDDとの関連も知られている。喫煙女性ではPMS/PMDDの頻度が4倍を超える。また飲酒量が多くなるにつれて、PMSの罹患率が高い[9]。飲酒自体の影響か、ストレスから逃避するために飲酒に頼ってしまうことなのか

は結論が出ていない。

● **家族歴**

母親や姉妹がPMS/PMDDである場合は、リスクが高まる。 これは必ずしも遺伝性疾患ということではなく、性格傾向、成育環境などが似通っていることによるものと思われる。

# PMDDとアルコール・薬物は悪循環する

PMDDはアルコール中毒、薬物依存との結びつきが強い。 PMDDの苦しみから逃避するためにアルコールや薬物などの手段に頼ることになる。 一時的にはこれらによって心の苦しみが軽減されるかもしれないが、中長期的にはPMDDを増悪させ、両者は悪循環を形成する。その理由は以下のようである。

**アルコール・薬物はPMDDの症状を悪化させる。** さらに、アルコール・薬物依存症自体が精神疾患であり、うつ病やパニック障害などと同様に、月経前に増悪する。 つまり、月経前にアルコールを渇望するようになる。 なおPMDDで悩む女性は、一般にアルコールへの感受性が高く、アルコール依存になりやすいといわれている。

また、**アルコール・薬物依存症がPMSやPMDDの直接的原因ともなる。** さらに、アルコール・薬物に依存している女性では、自傷行為、自殺のリスクはさらに高まる。 このため、PMDDと診断を下された女性では、薬物乱用の有無などに格別な注意を払う必要がある。

現在、わが国では女性の飲酒量は30～40年前と比べると増加しており、それに伴いアルコール依存症も増加傾向にある。 元来、女性は男性よりも依存症になりやすいといわれている。 一般に、**就労している女性はストレスが多いために**、一方ではPMS/PMDDで悩む率が高く、他方ではストレスの回避、仕事上での付き合いなどで飲酒量が増す。 この結果、PMS/PMDDは増悪し、さらに飲酒量が増えるという悪循環に陥りやすい。

就労が心身に及ぼす影響には性差があり、**女性の社会進出の支援と働く女性の健康維持はセットで考えなければならない。**

## PMSとPMDDは区別できるのか

　PMDDの診断基準からもわかるとおり、PMDDは精神症状が前面に出ている"PMSの重症型"といえる。このため、PMSとPMDDの間には明瞭な境界はなく、同一女性でも双方向的に転換しうることがあり、共通の原因があると推定されている。ところが、アメリカ精神医学会の診断基準によると、PMDDはうつ病の一種だが、PMSはうつ病でなく、したがって精神疾患ではないということになる。

　現実問題として、アメリカではPMDDと診断すれば、後に述べる**選択的セロトニン再取り込み阻害薬**(selective serotonin reuptake inhibitors；SSRI)(p.101、115参照)という抗うつ薬の使用が正式に認められ、PMSだと認められないということである。つまり、PMDDという疾患名を冠したのは、学術学的判断であるとともに、抗うつ薬がある程度有用なため、保険診療上の便益性を考慮したものでもあるともいえる。ただしわが国では、PMDDに抗うつ薬であるSSRIを投与する際は、"うつ病"という診断名でなければ、保険診療上認められない。

　現在、世界保健機構(WHO)が制定する国際疾病分類(ICD-10)によると、PMDDは精神疾患の一種であり、非定型的なうつ病とみなしている。一方、PMSは生殖・泌尿器系の疾患として位置付けられており、身体または精神症状が、月経前に一つ以上存在することが診断基準であり、精神症状は必須ではない。このように、**PMS/PMDDは既存の疾患分類には収まらず、診療科横断的にかかわるのが特徴といえる。**端的にいえば、**PMSのなかでうつ病と類似する精神症状が強いと精神疾患であるPMDDとなり、そうでなければPMSということになる。**さらに**両者の症状群は個々人で異なり、また月経周期ごとに変動することから、明確に両者を区別するのは一層困難となる。**

　これらの理由により、本書では文脈にもよるが、基本的には両者を一括してPMS/PMDDとして取り扱うことにする。そのほうが、両者に対するより深い洞察が得られると考えられるからである。

## PMS/PMDDと鑑別すべき疾患とは

### 精神疾患

　PMS/PMDDが疑われる症例は、しばしば先行する精神疾患、例えば、う

つ病、双極性障害（躁うつ病）、不安障害、不安神経症、摂食障害、パーソナリティ障害、薬物中毒などの精神科関連疾患による症状が月経前（黄体期）に増悪したものが含まれる。特に**双極性障害では気分が周期的に変動するので、PMS/PMDDとの鑑別は困難なことがある。**

　月経がみられるうつ病の女性の6割以上が、月経前に症状が増悪するといわれている。また治療を受けているうつ病では、月経前にのみ症状がみられることがあり、このような場合は、PMS/PMDDとの鑑別はきわめて困難となる。

　**精神疾患の月経前増悪は、もちろんPMS/PMDDではないが、精神疾患が先行して、二次的にPMS/PMDDが発現することもある。** さらに、まずPMS/PMDDを発症し、その後に精神疾患を続発することもある。このように、**PMS/PMDDと精神疾患とはお互いに密接に関連し合っている。**

　いずれにせよ、**精神疾患が合併している場合は、それに気付かないとPMS/PMDDを効果的に治療できず、さらに、症状が重症化して難治性となることがある。**

## 精神疾患との鑑別のポイント

　精神疾患の月経前の増悪とPMS/PMDDとの鑑別は、いずれも月経前に症状がみられるが、精神疾患では、それ以外の時期でも症状が消失しないことで鑑別が可能である。

　**基礎体温を記録して黄体期に症状が集中しているか否かで、PMS/PMDDまたは精神疾患の"月経前増悪"と区別できる。**

　さらに**妊娠中、授乳期、あるいは閉経に至っても症状が軽減・消失しなければ、PMS/PMDDは否定的**である。なお婦人科医は、超音波検査などを用いると、**排卵があるか（排卵がなければ黄体期もなく、したがってPMS/PMDDは理論的には発症しない）、さらに子宮内膜を超音波を用いて観察することで、月経周期のどの時期にあるかはおよその見当はつくので、PMS/PMDDの診断は比較的容易にできる。**

## 鑑別すべき婦人科疾患

### ●子宮内膜症

　婦人科疾患としては、まず子宮内膜症を除外する。**子宮内膜症**（p.116参照）は、月経痛以外に慢性的に下腹部痛や骨盤痛を呈することがある。また耐え難い痛みが持続することにより、精神の不安定、イライラなどが二次的にみ

られることもある。しかし、**子宮内膜症は月経が開始するとむしろ痛みは強まる**ので、鑑別は困難ではない。

● **子宮筋腫**

　子宮筋腫（p.116参照）にしばしば伴う貧血でも倦怠感、めまい、集中力の低下などが出現する。さらに月経前には、しばしば子宮筋腫の増大がみられ、そのため月経前の腹部膨満感、痛みなどが出現することがあり、PMS/PMDDとまぎらわしい症状を呈することもある。

● **更年期障害**

　更年期障害ではイライラ、精神不安、抑うつ傾向、涙もろいといった症状がみられる。**更年期にある女性では、年齢が45歳以上、月経が不順、無月経といったことが多く、この点で、月経が規則的にみられるPMS/PMDDとの鑑別が可能である。** さらに、PMS/PMDDは排卵後に症状がみられるが、逆に排卵を伴う月経がある女性で更年期障害を発現することはない。つまり、両者は相互排除的である。いずれにせよ、**婦人科の専門医にとってこれらの鑑別はそれほど困難ではない。**

## 鑑別すべき内科疾患

　PMS/PMDDとの鑑別が必要となる内科的疾患として、**甲状腺機能異常（機能亢進、または低下）、神経疾患、心疾患**なども除外する必要がある。加えて、**慢性疲労症候群、線維筋痛症、片頭痛、過敏性腸症候群**などもPMDDとまぎらわしい症状を呈することがある。なおPMS/PMDDに加え、月経前に症状が増悪するPMS/PMDD以外の疾患を併せて、「**月経前疾患（premenstrual disorder）**」とよぶこともある。

# PMS/PMDD：スタンスの異なる産婦人科と精神科

## 産婦人科の立場

　アメリカ産婦人科学会は、PMSの特殊型としてPMDDの存在を認めているが、学会として独自の診断基準は策定していない。その理由の一つとして、PMDDは症状やその程度がさまざまであるPMSのなかで、特に仕事や対人関係への影響が前面に出ている状態であり、いわばPMSの重症型として扱えばよいという判断によると思われる。PMSとPMDDとは連続的に移行する病像であり、両者には共通点が存在し、アメリカ産婦人科学会としては、あえ

## 第1章

て2つが異なる疾患であると強調すべきであるという根拠を見出しがたいのだろう。

　PMSは症候群であり、さまざまな精神的、身体的症状を包含している。更年期障害も同様であり、婦人科医としては、そのような疾患の対応に習熟している。しかし、PMDDはうつ病の一種であり、主たる症状を気分不快（dysphoric）障害（disorder）と表現している。もっぱら精神症状が強調されており、精神疾患としてみなすとすれば、産婦人科学会が主導的にPMDDを定義するというのは、その専門性からみて無理がある。

## 精神科の立場

　わが国の精神科の教科書では、PMS/PMDDをひとまとめにして、「内的素因から発症する精神疾患ではなく、身体の異常に伴って発現する外因性の精神障害の一種」とみなしている。つまり、脳以外の身体疾患によって発現する精神障害（症状性精神障害とよばれる）という位置付けをしている。

　症状性精神障害といっても、月経周期と関連してみられる精神障害であり、少なくとも卵巣機能をはじめとして、生殖とかかわる臓器には明らかな異常がみられないので、厳密な意味で症状性精神障害とはいいがたい。

　PMS/PMDD以外に、マタニティー・ブルーズ（p.117参照）、産後うつ病、産後精神病、更年期障害などもPMS/PMDDと同じような扱いを受けている。これらの状態は女性のみにみられるものであり、なおかつ、女性の生殖ステージと関連して発症し、背景には性ステロイドホルモンの変動が関与しているという共通性がある。

　また、不定愁訴が目立ち、生理的な状態との区別が難しく、病態もまちまちである。しかも、これらのホルモンが関連する女性特有の疾患は、他の精神科疾患とは異質である。しかし、性ステロイドホルモンがかかわる精神症状を含む病像を一括していずれかの範疇に組み入れないと、学問としての体系化が保てない。そのため、苦肉の策として"症状性精神障害"という概念規定があいまいな疾患群に組み入れられている。

　産婦人科の見方によると、PMDDを特徴づける精神症状はPMSでよくみられる抑うつやイライラが強く発現しているものであり、PMSの特殊型として捉えることは自然である。一方、精神科学会は、PMSは精神科で扱う疾患とはみなしていない。

## PMS/PMDDを診察する新たな枠組みが必要

このようにPMS/PMDDは、共通の病態を背景とした症状群のバリエーションとみなすべきであるが、婦人科と精神科でそれぞれ独自に取り扱っている印象がある。実際は**両診療科にまたがる疾患であり、両学会が協調して対応する必要がある。**

治療法に関しても、**病態に鑑みホルモン環境を変化させるという婦人科的発想と、急を要する精神症状に対応する精神科的アプローチがともに欠かせない。**本来は両者のアプローチを相補的に取り入れるべきであるが、双方の協力体制はいまだ十分ではない。

なお、わが国ではPMDDに関する独自の診断基準を定めていない。わが国においてもDSM–Vの診断基準を準用するのか、あるいはPMSの特殊型として対応するのかについては今後の検討課題である。

## 第2章

# PMS/PMDDの真相に迫る

―――――― 第 **2** 章 ――――――

# PMS/PMDDの真相に迫る

## ホルモンはPMS/PMDDにいかにかかわるか

　ここでは「エストロゲン」「プロゲステロン」「月経周期」など、女性のからだに関する基本的なことがらに触れながら解説していきたい。

### PMS/PMDDの病態の鍵を握るエストロゲンとプロゲステロン

　PMS/PMDDは思春期前の女性、卵巣機能が廃絶している女性、閉経後の女性などではみられない。また卵巣機能を抑制する薬剤を投与すると、PMS/PMDDの症状は軽減・消失し、薬剤投与を中止して卵巣が働き出すと再度出現する。この事実から、**卵巣から出るエストロゲンとプロゲステロンがPMS/PMDDの病態と密接にかかわっている**ことは疑いの余地はない。

　PMS/PMDDで悩む女性は、排卵性の月経を有する女性である。症状が発現する月経周期の後半には、エストロゲンとプロゲステロンの両方が卵巣から分泌されている。一方、排卵前には症状がみられないが、その時期にはエストロゲンが優位であり、プロゲステロンはほとんど分泌されていない。したがって、プロゲステロンの作用がPMS/PMDDの病態の鍵を握っていると推定されている。しかし、プロゲステロンが作用するためには、当該組織にあらかじめエストロゲンが作用している必要がある。この意味において、**エストロゲンとプロゲステロンの両者がかかわっている**と考えられる。

Column エストロゲンとプロゲステロンについて–月経周期との関連–

## エストロゲンとは

・エストロゲンは、一般に女性ホルモンともいわれ、思春期に先立ち卵巣からの分泌が活発となり、女性特有のからだが形成される。なお閉経に一致して分泌量は著しく低下する。

・エストロゲンとは、似たような構造や作用をもつ複数の物質の総称であり、その中で最も活性が強いエストラジオールが代表的なエストロゲンである。

・エストロゲンは血中では蛋白質と結合しているもの(結合型)と、結合していないもの(遊離型)があり、活性を有するのは後者である。

・エストロゲンは女性の生殖系の形や機能、精神機能などに深くかかわっている。

・エストロゲンの分泌が活発な時期にのみ月経がみられる。

・エストロゲンは卵の発育、排卵、妊娠の成立などに不可欠なホルモンである。

・月経周期はエストロゲンが子宮に作用することでもたらされる。月経周期の中間に排卵が起こり、そのたびごとに妊娠のチャンスがある。妊娠が成立しないと月経が起こり、次の妊娠の準備をする。なお月経から排卵までを卵胞期、排卵後から月経開始までを黄体期という。

・月経周期において、エストロゲンは排卵が近づくにつれ分泌が高まり、排卵後にもある程度分泌は維持される。

・月経の意義は、妊娠可能な状態を保つためである。

## プロゲステロンとは

・月経がある女性において、排卵後に卵巣から分泌されるホルモンであり、排卵がなければ、ほとんど分泌されない。

・プロゲステロンは排卵した後に卵巣内に形成される黄体という組織から分泌されるため、黄体ホルモンともいわれる。

・黄体からはエストロゲンも分泌されるため、プロゲステロンは常にエストロゲンとともに分泌される。

・月経周期において、プロゲステロンは排卵後から月経開始まで分泌され、それ以外の時期の分泌量はわずかである。

第1章
第2章
第3章
第4章
第5章
第6章
第7章

・プロゲステロンは子宮内膜に作用して受精卵の子宮内膜への着床、発育を可能にする。

・妊娠すると月経はみられず、プロゲステロンは妊娠期間を通じ、多量に分泌される。プロゲステロンが作用しないと妊娠は維持できない。

## PMS/PMDDでは、エストロゲン・プロゲステロンの分泌に異常があるのか

　月経周期において、エストロゲン/プロゲステロンは日々変動している。これらのホルモンの分泌の変化が著しいときに、PMS/PMDDの症状が出やすい。逆に、**これらのホルモンがたとえ高濃度であろうとも、一定期間その濃度が維持されている状態では症状は消失する**[10]。例えば、**この状態は妊娠中のホルモン環境に相当**していて、妊娠中にはPMS/PMDDは軽快していることが多い。

　PMDDに関しては、生殖機能に影響を及ぼさない程度の軽微の内分泌学的所見があるという報告がある。**エストロゲンは血中では蛋白質と結合して存在するもの（結合型）と結合していないもの（遊離型）とがあり**、通常は両者を一緒にしたエストロゲン（トータルエストロゲン）を測定している。

　**PMDDでは、トータルのエストロゲンやプロゲステロンの血中濃度には明らかな異常は認められないが、生物活性を発揮するのは遊離型である**。そこで、**PMDD女性の遊離型のエストロゲンを測定すると、低下している**。この場合、血中に存在するいくつかのエストロゲンのなかで、最も活性の高い遊離のエストラジオールが低下しているということである。特に黄体期で明らかな低下がみられた。これは性ステロイドホルモン結合グロブリンの上昇の結果と推定される[11]。

　また**PMDDでは、早期黄体期のエストロゲンが低下し、一方プロゲステロンは増加している**という報告がある[12]。

---

（Column）PMSとプロラクチン

　PMSでは**プロラクチン**（p.117参照）が軽度上昇しているという説もある。また、プロラクチンを低下させると乳房痛が軽減する。エアロビクスによりPMS症状が改善すると、プロラクチン値が低下することが観察されている[13]。

　しかし、**PMS/PMDDにおいて観察されたこれらのホルモン分泌の特徴は、正常範囲内の変動にとどまるものであり、ホルモン異常とはいいがたい。** おそらく、PMS/PMDD女性が抱えるさまざまな悩みやストレスの結果、あるいはそれに伴う行動変容による二次的な変化とも解釈できる。

　以上のように、多くの疾患は、生理機能の逸脱の結果生じる症状であるのに反し、PMS/PMDDではむしろ多産（多産は、不妊治療をしない限り生殖機能が正常であったことを意味する）がリスク因子となるくらいであり、生殖機能や妊孕性には問題がない [14, 15]。

## プロゲステロンと浮腫

　一般に、黄体期、特に月経の前には体重が増加する傾向があるが、体内の水分含量（体液量）が増えていることが関係している。これにはプロゲステロンが関与していると考えられる。**プロゲステロン、またはその代謝物質はアルドステロン（p.117参照）というホルモンの受容体と結合して、あたかも弱いアルドステロンとして作用する。アルドステロンは血中のナトリウムを増やし、血液量を増す作用がある。その結果、体液量が増してくる [16]。**

　興味あることに、**プロゲステロンが分泌されている黄体期には、血中のアルドステロン濃度も上昇している [17]。**

---

### 黄体期にアルドステロン分泌が亢進する機序

　プロゲステロンは、アルドステロンの受容体と結合することで弱いアルドステロン作用を発揮することを述べた。しかし、話はやや複雑となるが、**細胞あたりのアルドステロン受容数は一定であり、プロゲステロンが存在すると、アルドステロン受容体に結合するアルドステロンの分子数は減る。**このことで、**トータルのアルドステロン作用は減弱してしまう。**

　しかし、**アルドステロン作用が減弱することは生体にとって好ましくないので、腎臓からレニンの分泌が高まり、レニン−アンジオテンシン−アルドステロン系（p.117参照）が活性化され、最終的にアルドステロンの分泌が高まる [18]。**

　二つ目の説明は、**プロゲステロンが直接副腎に作用して、アルドステロンの産生を刺激する**ということである [17]。

---

アルドステロンとレニン–アンジオテンシン系

・アルドステロンとは副腎から分泌されるホルモンで、血液中のナトリウム
を保持することで血液量を増やす。その結果血圧が上昇する。

・アルドステロンの分泌の調節には、腎臓と肝臓も関与している。

・アルドステロン分泌が低下したり、その作用が減弱すると、血液中のナ
トリウム濃度や腎臓の血流量や血圧が低下する。 すると腎臓からレニンと
いう物質の分泌が刺激される。

・レニンは肝臓で作られるアンジオテンシノーゲンという物質をアンジオテ
ンシンに転換する。

・アンジオテンシンは血管を収縮させ血圧を上げる。アンジオテンシンはさ
らに副腎に作用し、アルドステロン(ホルモン)の分泌を促す。

・以上のようにアルドステロンの分泌はレニンとアンジオテンシンを介して
調節されている。

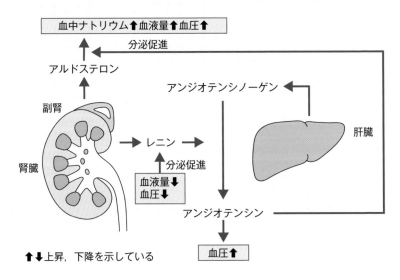

**↑↓上昇，下降を示している**

　では以上に述べたことと、PMSの症状のひとつである"浮腫"とはどういう
関係にあるのだろうか。注目すべきこととして、**非PMS例と比べて、PMS例
では特に月経の前の時期にレニンの活性やアルドステロン濃度が高い**という
報告がある[19]。アルドステロン作用のみでは浮腫を説明できないかもしれない

が、少なくとも、アルドステロンの作用が増強すると浮腫を起こしやすくなることは十分考えられる。

## プロゲステロンはPMS/PMDDの直接的な原因物質か

PMS/PMDDの発症には、少なくともプロゲステロンの存在が必要であるということはさまざまな状況証拠からほぼ定説となっているが、立証されてはいない。これと関連して、PMS/PMDDで苦しむ女性に対し、その症状が顕著となる黄体期後半（月経の始まる約1週間前）にプロゲステロンの作用をブロックする薬剤を投与しても症状は改善しない[20]。このことから、**排卵が起こるまでのホルモン環境がすでにPMS/PMDDの発症のトリガーとして十分であり、プロゲステロンは症状発現に必須ではないということなのか、あるいはプロゲステロンが一定期間作用していれば、その作用が消失してもPMS/PMDDの症状は起こってしまうという解釈もできる**。おそらく、プロゲステロンが一定期間脳に作用すると、脳内でPMS/PMDDを惹き起こす特定の神経伝達物質が合成され、もはや、プロゲステロンは消失してもPMS/PMDD症状は発現するという説明が成り立つのだろう。

PMS/PMDDの病因の一つとして、**PMS/PMDDで苦しむ女性では、性ステロイドホルモンに対する感受性が異なっている**という説がある。例えば、一般にプロゲステロンは気分を鎮めるように作用するが、その作用が強く出ると抑うつ状態が現れる。

**ホルモンの感受性以外に、ストレス、個々人の性格、心的特性なども PMS/PMDDの発症リスクと関係する。** また、不安、落ち込む、イライラなどの精神症状と痛み、むくみなどは同期してみられるが、治療に対する反応性は症状間で乖離がある[21]。 したがって、**PMS/PMDDの多彩な症状をもたらすメカニズムは症状により異なっている可能性がある。**

## プロゲステロンの精神作用

側頭葉の内側に存在する扁桃体は、感情の記憶や生体の危機に反応する防御反応を決定する部位である。 身体を侵害する出来事に遭遇すると、それがどの程度危険かを評価し、恐怖心や不安感情を呼び起こす。 ヒトでは大脳皮質が進化を遂げた結果、前頭葉が扁桃体をある程度コントロールできるようになったが、**外部環境の危険因子に最初に反応するのは扁桃体である**ことに変わりがない。

**プロゲステロンは扁桃体に作用してその反応性を高める**ようだ。この結果、プロゲステロンが十分分泌されている時期、すなわち排卵後から月経前にかけて、ささいなことでも不安や脅威を感じやすくなる。

　さらに、**プロゲステロンは気分を抑え気味にする作用がある。** PMDDの症例ではうつ状態となるので快楽を得たいという願望は低下することが多い。ある報告によると、PMDDでは黄体期に分泌されるプロゲステロンの血中濃度が高いほど快楽願望が低下している[22]。

　ここで指摘したいこととして、**プロゲステロンの作用は、それ自体の作用によるものに加えて、下記のように、分解された物質が特有な生物作用を発揮する機序が存在する。**

## PMSとプロゲステロン代謝物：アロプレグナノロン

　プロゲステロンの一部は体内で代謝され、**アロプレグナノロン**（allopregnanolone）（p.118参照）となる。アロプレグナノロンは、脳内でさまざまな作用を発揮する物質であり、**神経活性ステロイド**（p.118参照）の一種といわれている。なお、アロプレグナノロンは卵巣で分泌されるプロゲステロンから合成され、黄体期には血中および脳内の濃度は高まる。しかし、アロプレグナノロンは脳内でも直接産生されるため、必ずしも血中のプロゲステロン濃度とは相関しない。

　**アロプレグナノロンは、精神機能を調節するガンマアミノ酪酸（GABA）という神経伝達物質の受容体（GABA-A受容体）に結合して、あたかも神経伝達物質と同じような作用を発揮し、それが不安様の行動を惹き起こすと推定されている**[23]。

　またアロプレグナノロンは以下のような事実から、PMS/PMDDの病態と関係していると推定される。すなわち、アロプレグナノロンの合成を抑える薬剤、あるいはアロプレグナノロンの拮抗薬を投与するとPMDDの症状は緩和される[24, 25]。また、**PMDDをうつ病の治療薬である選択的セロトニン再取り込み阻害薬（SSRI）で治療をすると、改善群ではアロプレグナノロンの血中濃度は低下している**[26]。

　さらに**PMDDで悩んでいる女性では、アロプレグナノロンに対する感受性が黄体期で特に亢進している。** しかしPMDDのない女性では、このようなことはない。つまり、**アロプレグナノロンに対する感受性の高まりがPMDDの病因のひとつと考えられる**[27]。

Column アロプレグナノロンの多様な作用

　PMS/PMDDの推定される原因物質としてのアロプレグナノロンのネガティブな作用を述べたが、その作用は濃度依存性である。黄体期に存在する中等度の濃度では、不安な状態を惹起し、一方で低濃度、高濃度ではむしろ抗うつ作用、抗不安作用、攻撃性の抑制、ストレス緩和作用、疼痛軽減作用、神経組織の保護や活性化作用など生体にとって好ましい生理作用を発揮する物質として理解されている[28]。

　ちなみに、妊娠中に増加しているアロプレグナノロンは、胎児に作用して鎮静効果や無痛作用をもたらしている可能性がある[29]。興味あることに、うつ病ではむしろアロプレグナノロンの低下が指摘されており、アロプレグナノロン作動薬（ブレキサノロン）は2019年アメリカにて産後のうつ病の治療薬として承認されている。このことから、少なくともアロプレグナノロンの関与からみたPMS/PMDDに伴う抑うつと、うつ病とでは神経生化学的病態は異なっていると考えられる。

# PMS/PMDD と神経伝達物質

　性ステロイドホルモンは脳の働きと密接に関係している。性ステロイドホルモンの脳への作用は、直接神経系に作用するというよりは、脳内の神経伝達物質が仲介していることが多い。なお神経伝達物質とは神経細胞から分泌される化学物質で、隣接する神経細胞に刺激を伝えるような役割を果たしている。神経伝達物質は気分、情動などと関係しており、PMS/PMDDの病因・病態にかかわっていることが指摘されている[30]。

## PMS/PMDD とセロトニン

　セロトニン（p.118参照）は代表的な神経伝達物質であり、エストロゲンによりその活性は調節されている。セロトニンは気分や感情と深くかかわっている物質であり、しかもエストロゲンの影響を受けることから、PMS/PMDDの病態にかかわっていると考えられる。これまでセロトニンはPMS/PMDDにみられるイライラ、抑うつ気分、過食などの症状との関連が指摘されている。月経前にはセロトニンレベルは最も低くなるが、PMS/PMDDではより低下して

いると推察されている[31]。さらに、**セロトニン産生の材料となるトリプトファンが欠乏した食事**[32]、**あるいはセロトニン受容体の拮抗薬の投与はPMS/PMDDを誘発する**[33]。

また、うつ病ではセロトニン作用が低下している。**PMS/PMDDとうつ病ではともに脳内のセロトニン作用を増強させる薬剤（SSRI）がある程度有効である**。SSRIが有効なPMDD例では、通常3日以内に効果が出現し、ときに数時間でも改善効果がみられることがある。一般に、うつ病を含めて精神疾患に対する薬物療法で、これほど速やかに効果がみられることはきわめてまれである。

加えて、PMS/PMDDの自然経過においても、月経が開始すると症状は速やかに改善する。このことからPMS/PMDDは、セロトニンなどの化学物質の消長により、症状の発現が依存しており、脳神経組織自体の異常というよりはその機能調節系の乱れと考えられる。また**PMS/PMDDでしばしばみられる過食もセロトニン作用の低下で説明が可能**である。

以上のことからPMS/PMDDの病態にはセロトニンが関与していると考えられる。しかしうつ病におけるセロトニンのかかわり方とは異なっているように思われる。

## PMS/PMDDの疼痛とオピオイド

**オピオイド**（p.118参照）**とは、強力な鎮痛作用や陶酔作用を発揮するモルヒネと似た作用をもつ物質**である。生体内でもオピオイドは作られ（内因性オピオイド）、代表的なものとして、**エンドルフィン**（p.119参照）がある。

内因性オピオイドのよく知られている生理作用は、ストレス、疼痛、運動時などにより脳内で産生されてストレスや疼痛を抑える点である。激しい運動をしているとき、大けがをしたときなどに痛みや苦しさを感じないことが多いが、これはオピオイドが多量に分泌されており、あたかもモルヒネを投与されたような状態になっているからである。

エンドルフィンの鎮痛作用は、モルヒネの数十倍も強力である。**オピオイドは、セロトニンとともに代表的な神経伝達物質であり、しかもセロトニンとの相互作用がある**。

PMSでは頭痛、筋肉痛、腰痛、腹痛など多様な痛みをしばしが伴い、痛みの閾値が低下している可能性がある。この機序の一つとして、**PMSでは特に黄体中期の血中β-エンドルフィン値が低下しており、このため、痛みやスト**

レスに対する感受性が高まっていると可能性がある[34, 35]。なお、β-エンドルフィン値の低下は慢性頭痛、腰痛などと関連することが知られている。

　偽薬（薬のような外見をしているが、薬としての有効成分は含まれていない）は、実際に疼痛を和らげることがある。その説明として、偽薬を実薬と信じて服用すると、内因性のオピオイド作用が活性化されるためといわれている[36]。**一方、PMSは偽薬が有効な代表的な疾患である。このことからも、PMSに伴う痛みの機序のひとつとしてオピオイド作用の低下が示唆される。**

## PMS/PMDDはなぜ一部の女性でのみ、みられるのか

　PMS/PMDDは、卵巣由来のホルモンと密接にかかわっていることは明らかだが、卵巣機能が正常な女性の一部にしか発症しないことは、どう説明できるのだろうか。さまざまな学説があるが、おそらく複数の因子が互いに関連し合っており、一元的には説明が困難である。

　PMDDでは生物活性の高いエストロゲン（遊離型のエストロゲン（p.117参照））分画が低下していることは前述した。**エストロゲンはセロトニン産生を高め、その作用を増強する。**もし、遊離のエストラジオールが低下していればセロトニン作用が低下し、そのことがPMS/PMDDの発症につながっている可能性がある。なお、**遊離エストロゲンがPMDDで低下しているのは、エストロゲンと結合する蛋白の一種である性ホルモン結合グロブリン（SHBG）（p.119参照）の増加によると考えられる**[11]。

　以上から、何らかの理由でSHBGが増加することがPMDDの発症リスクを高めているのかもしれない。これと関連して、SHBGは体重過多の女性では増加傾向にあり、体重過多はPMS/PMDDと密接に関連していることも追記しておく。

　それ以外のメカニズムもPMS/PMDDの病因として提唱されている。例えば、PMDDの女性の細胞（リンパ球）では、PMDDがない女性と比べ、性ステロイドホルモンに対する反応が異なっていることが示されている。しかも遺伝子レベルの相違であることから、PMDDには遺伝的な素因が推定される[37]。また、性ステロイドホルモンは脳機能を調節するが、脳の活動状態を現す画像検査によると、性ステロイドホルモンに対する社会的認知機能や、感情を司る脳内各部位の反応性にPMDDの有無で差異がある[38]。このことから、性

第1章

第2章

第3章

第4章

第5章

第6章

第7章

ステロイドホルモンに対する脳の反応性がPMDDの有無で異なっていることが推定される。しかし、これらのPMS/PMDDにみられる変化は原因ではなく、PMS/PMDDの症状による二次的変化の可能性もある。

## PMS/PMDDには遺伝が関与するのか

　PMS/PMDDは双子姉妹でよくみられることから、何らかの遺伝の関与が示唆されている[39, 40]。双子に関する研究をまとめると、PMS/PMDDの発症にかかわる遺伝子の役割は30〜80%とみなされている。比較的高い遺伝子の関与ともみてとれるが、これが事実だとすれば、PMSは進化の圧力のなかで、生殖効率、育児という観点からそれほど不利にはなっていなかったと考えられる。なぜならば、その遺伝子を有する女性は、現在5〜20%もみられるからである。この点に関しては、PMS/PMDDを頻回に経験するようになったのは20世紀後半からであり、それ以前の女性は、月経の経験回数が少ないためにPMS/PMDDで苦しむことはほとんどなかったことも関係している。むしろ後述するが、PMS/PMDDは生殖効率を高めた可能性がある[41]。

　遺伝子の関与の割合は、研究により大きくばらついている。双子は遺伝子以外に母親、成育環境、価値観、性格などを共有するため、純粋に遺伝子の関与を特定するのは容易ではない。現時点では、**エストロゲン受容体、性ステロイドホルモンの分解酵素、セロトニン受容体、セロトニントランスポーター蛋白（脳内で分泌されたセロトニンの神経細胞への結合を阻むことで、セロトニン作用を調節している物質）などの遺伝子特性がPMS/PMDDの発症と関連していると推察されている。**

## ストレスはPMS/PMDDを発症させるのか

　PMS/PMDDを発症するきっかけとなる出来事がかなりの例でみられる。例えば、厳しい学業、受験、入学、留学、失恋、肉親との死別、親の離婚・再婚、就職、親からの独立、結婚、出産・育児、離婚、職場の異動、仕事の負担・責任の増大、昇進、転職、失業、差別の体験（性、人種、容姿など）などである[42]。また、**子どものときに身体的、精神的虐待などを経験している女性は、ストレス（p.119参照）に脆弱であり、容易にPMS/PMDDを発症しやすい。**

　最近、キャリアウーマンが増えているため、仕事の量が多い、仕事の責任

が重いといった職場でのストレスがPMS/PMDDの誘因となる場合が増加している。 特に家事・育児と仕事とがいずれも中途半端になってしまう、自分が自発的に仕事を行えないということなどがPMS/PMDDの引き金となったり、あるいは増悪させている。

元来、ストレスに対する反応性が高く、それに伴い気分も落ち込んでいる女性は、PMSを発症しやすい[43]。 つまり**PMS例では、月経前のみ異常な状態となるのではなく、潜在的にストレス過敏な状態が常時みられることが多い。**

さまざまなストレスに一定期間曝されるとPMS/PMDDのリスクが高まるが、他方で直近のストレスも短期間でPMSを誘発する。 具体的には、**月経から排卵までの時期にストレスを経験すると、当該月経周期の排卵後にPMSが起こりやすくなる。** つまり、PMSの有無、その程度はそれに先行する約2週間前にどの程度のストレスがあったのかということと関連している[44]。

この説明として、ストレスによって卵巣から分泌されるエストロゲン/プロゲステロンが微妙に変化することでPMSを出現させると推測されている。 それに加え、ストレスに誘導された副腎皮質ホルモンも何らかの影響を及ぼしていると考えられる。また直前のストレスがPMSの症状と関係することから、PMSを経験している女性が、症状が出る数週間前にストレスを受けた場合には、運動、趣味などでできるだけストレスを発散させることでPMSの症状が軽減する。

## (Column) ストレスと月経異常

女性がストレスに遭遇すると、若年女性（20代前半まで）ではしばしば無月経となる。この場合は、当然PMS/PMDDの症状はみられない。一方、30代後半以降では月経が不規則となる、いつもと異なる月経（例えば少量で長引く）となるといったことがよくある。 これも卵巣の機能が一時的に低下したことによるもので、典型的なPMS/PMDD症状は発現しにくい。どうやら、"ストレスに直面したが、卵巣機能への影響が軽微な場合"は、PMS/PMDDという形で反応すると考えられる。 また若い女性で、前述したようなライフイベントを契機として無月経となり、その後半年とか数年して月経が再開すると、PMS/PMDDが出現することがある。

第1章
第2章
第3章
第4章
第5章
第6章
第7章

# PTSDはPMS/PMDDと密接に関係している

　心的外傷後ストレス傷害（posttraumatic stress disorder；PTSD）とは、生命を脅かすような自然災害、人為災害、犯罪などを体験または目撃した後に、長期にわたりその出来事の再体験症状（フラッシュバック）、トラウマを思い出す刺激からの回避、トラウマに対する反応性の低下（麻痺症状）、不眠、イライラ、自己破滅的行動、集中困難などの精神的後遺症が1カ月以上持続する状態をさす。

　アメリカの調査によると、**激しい精神的トラウマを経験した女性、およびそのことでPTSDを発症した女性は、その後、PMS/PMDDの発症リスクが高まることが観察されている。** 特に**幼少時の被虐待体験**によるPTSDは、PMS/PMDDのリスクとして最も問題となる。

　トラウマのみにとどまっている女性よりも、PTSDにまで進展した女性のほうが、より高率にPMS/PMDDを発症する。また、PTSDの程度とPMDDのリスクは相関している[45]。

　アメリカでの調査では、PTSDの生涯罹患率は7％近くといわれ、女性は男性よりも2倍以上もPTSDに陥りやすい。PTSDや恐怖体験をした女性は、そのような経験がない女性と比較して11.7倍の確率でPMDDを発症する[46]。

　逆にPMS/PMDDで苦しむ女性は、幼少時の身体的脅威、性的虐待、大事故などを経験していることが多い[47]。2011年の東日本大震災での調査でも、PTSDの状態を呈した女性はPMD/PMDDのリスクが高まり、両者の症状の程度は正の相関を示していた[48]。

　**PMDDの症状には、卵巣由来のホルモンと過去の精神的トラウマ、PTSDなどが相互に影響を及ぼし合っており、そのことが治療を困難にしている。**PTSDのきっかけとなる出来事がPTSDとPMS/PMDDの両者の原因となるのか、PTSDに陥るとPMS/PMDDに罹患しやすくなるといった可能性もある。また、PTSDとPMS/PMDDとは不分離であり、遷延しているPTSDが特に月経前に症状が強くなり、それが潜在していたPMS様症状と相乗的に作用し合い、PMS/PMDDの診断基準を満たすようになってしまうこともあるだろう。

　PTSD発症のきっかけとなりうるような恐怖体験をした女性であっても、7人に1人程度しかPTSDを発症しない。身の危険にさらされるような体験に対する精神的脆弱性が、一方ではPTSDを起こし、他方ではPMDDの病態と関係しているのかもしれない。これと関連して、不安に対する感受性が高いこと

はPTSDやPMS/PMDDで苦しんでいる女性に多くみられる。

　なお、PTSDはうつ病、不安障害、アルコール・薬物依存などのリスクとも関係し、これらとPMS/PMDDはしばしば合併する。**注目すべきこととして、PTSDとPMS/PMDDは、ともに自律神経系の調節の乱れや、脳内のセロトニン系の機能異常が背景にある。**

## ストレスホルモンはPMS/PMDDに関連するのか

　ストレスにより、分泌される**ストレスホルモン**「副腎皮質ホルモン（コルチゾール）、アドレナリンなど」（p.120参照）がPMSの発症に関連している可能性がある。例えば**PMSの女性では、ストレスに対する副腎皮質ホルモンの分泌が、PMSがない女性と比較して鈍化している**ことが知られている[49]。

　さらに、**起床後にはコルチゾール分泌が高まるが、PMSではこの反応が不十分である。** このことから、PMSではストレスに対する反応が十分にみられないと推定される。

　以上のことと関連して、**PMDD女性では、コルチゾール分泌の日内変動の異常が認められる**[50]。さらに、**PMS女性ではストレスを制御するシステム**（視床下部―下垂体―副腎）（p.120参照）**に一過性の異常がある**と報告されている[51]。

　副腎皮質ホルモンの分泌動態の異常は、うつ病でも知られており、PMS/PMDDやうつ病などの原因となっているストレスの影響か、あるいはPMS/PMDDやうつ病で生活に支障をきたしていることがストレスとなって、ストレス関連のホルモン動態の異常をきたしている可能性もある。

## 自律神経系の乱れはPMS/PMDDに伴っている

　**PMS/PMDDでは、動悸などの自律神経系**（p.120参照）**の失調症状がみられる。**PMS/PMDDの有症状時期に、冷水に手を浸すことによる脈拍や血圧の変動をみると、PMS/PMDDを認めない女性と比較して、血圧や脈拍の有意な上昇がみられる。このことから、ストレス、あるいはその結果PMS/PMDDを発症したことによるストレスにより、交感神経系を刺激するアドレナリンなどのカテコールアミン（アドレナリンやそれと類似の作用をもつノルアドレナリンなどをさす）の分泌が亢進していると思われる[52]。

　また**PMDDでは非PMDDと比較して、ストレスによるノルアドレナリン**

分泌が亢進し、交感神経系が刺激された状態にある。そのため、末梢血管の抵抗が高まった状態（交感神経が活性化されている）にある[53]。

加えて、**PMS例では黄体期の血管壁の硬さ（血管壁硬化arterial stiffness）が増している。**血管壁硬化は動脈硬化と異なり、不可逆的な変化ではないが、将来の動脈硬化の予測因子となりうるもので、血管の抵抗性と同様交感神経の活性化の反映といえる。

さらに、**血管壁硬化は血圧上昇やPMSの症状の程度などと関連している。**血管への影響は症状がある時期に限られているわけではない。PMSを経験した女性ではPMS症状が消失している閉経後でもPMSに特徴的な血管の変化が存続している可能性がある[54]。この理由として、閉経前に体験してきたPMSの苦痛によりもたらされた影響が残存するのか、あるいはPMSを発症する女性に特有の性格やストレス耐性の低下などが、PMS消失後も血管系に悪影響を及ぼしているのであろう。

**PMS例では、交感神経系の活動の亢進とともに副交感神経系**（p.121参照）**の活動の低下があるようだ。**これを示唆する事実として、高度のPMS例では、有症状期における睡眠時の副交感神経系の活動が低下しているという報告がある[55]。このことが、PMS例での熟眠感の欠如と関連している可能性がある。

以上に述べてきた**自律神経系の異常は、うつ病や不安障害などでも同様に観察される。**この解釈として、共通してみられる抑うつ状態が関連しているのか、あるいはPMS/PMDDは、しばしばこれらの精神疾患を合併していることによることなどが考えられる。さらに、PMS/PMDDにみられた自律神経系の変化は、PMS/PMDDの原因と直結しているのか、または長年にわたり苦しんできた結果であるという可能性もある。

# PMS/PMDDは現代女性の
# 生活環境と関係する

# PMS/PMDDは現代女性の生活環境と関係する

## PMS/PMDDは現代病

　20世紀前半までの平均的な女性のライフサイクルは、初経が15歳前後で20歳ごろから出産、授乳を繰り返し、生涯で20〜40回程度の月経を経験していた。（妊娠中や授乳中には月経が消失している。そのため一人出産すると、1年半から2年間程度月経をみない）。

　ところが現在の標準的な女性は、初経が12歳前後で、（戦前より初経年齢は数年早くなっている）30歳頃から1〜2回妊娠し、授乳により月経が途絶えるが、40代後半まで月経を経験する。その結果、生涯で400回程度の月経を経験することになり、同数のPMS/PMDD、あるいはそれと類似の症状で悩む可能性がある。つまり、**現代女性は以前と比べPMS/PMDDで悩む回数が、格段に増した**ことになる。

　診療の現場で接する多くの就労女性が、ストレスが多くゆとりのない生活を送っている実態に筆者は心を痛めている。そして、現代社会で生活しているかなり多くの女性がPMS/PMDDでつらい思いをしているか、あるいはその前段階にあるという印象を抱いている。**ストレスの多い生活は、PMS/PMDDを誘発することにとどまらず、男女ともに生殖能力の低下を招来し、さらに、多忙ゆえに子づくりの機会を失うことになる**。このことは少子化の背景となっている。もちろん社会的活動、勉学、研修などにまったくストレスを感じない女性もいるだろうが、ほんの一握りであろう。

　現代女性の生き方に反し、20世紀前半以前までは、多くの女性は多産で、主に家庭内で家事・育児に従事し、大家族やコミュニティのなかで相互扶助のシステムに支えられて生活していた。したがって、PMS/PMDDで苦しむこ

とは、現在と比べはるかに少なかったと思われる。女性の生き方は、個々の女性の自発性に委ねるべきではある。しかしながら**女性の社会的自立には、女性のライフサイクルの変化、および自立に伴うさまざまなストレスによりもたらされるPMS/PMDDの発症によるQOLの低下という対価を伴う**ことを忘れてはならない。

### (Column) PMS/PMDDは社会的要因でつくられた疾患(医療化)か

PMS/PMDDは、現代社会に生きる女性に"新たに浮上してきた状態"である。しかし、以下のような別な側面もある。例えば、ヒヒ(バブーン)にも月経前に過食傾向、孤立しがちといった状態が観察されている。もし、これがPMS/PMDDと似たような状態だとすると、PMS/PMDDは本来女性に内在している生理的な状態を、現代社会が増強したものとも解釈できる。おそらく歴史的には、PMS/PMDDは女性にとって避けられないものとして甘受されてきたのだろう。

しかし、現代女性の生活様式や価値観の変化、女性としての望ましい生き方やQOL向上へのあくなき追求などを背景として、PMS/PMDDは是正すべき状態とみなすようになってきたともいえる。言い換えると、現代社会においては、程度の差こそあれ多くの女性が経験する不快な状態をありのままに認めるのではなく、画一的に理想的な状態を仮想し、それに合致しない場合を病的とみなすような風潮が昂じているといえる。しかし理想の状態は、人生観、生活様式、医療レベル、経済状況などさまざまな時代的要因に応じて変化するものであり、必ずしも普遍的なものとはいえない。

このように、医療の進歩とそれを実践できる経済状態、医療従事者の啓発活動、医療のビジネス化などによって新たに提唱された疾患概念を、社会学的に"医療化(medicalization)"とよんでいる。PMS/PMDDも広い意味で医療化により注目されるようになった疾患であり、古典的な疾患、すなわち、他覚的に把握できる苦悩状態や生命予後にかかわるような病的状態とは区別される。PMS/PMDD以外に発達障害、引きこもり、性的指向、美容手術の対象となるような外見的特徴なども、広義の医療化により浮き彫りとなった状態とみなすこともできる。

# PMS/PMDDにみられる特徴的性格

　PMS/PMDDで悩む女性では、**自己を責める、自己卑下**などの訴えがみられる。さらに几帳面、誠実で物事をきちんと行わないと気がすまない、**社会秩序**にこだわりがあり、他人に気配りができる、頼まれると断ることができないといったような性格が多い。このような性格ゆえに、自分の思ったとおりのことができないと苦しんでしまうことになる。

　それ以外にも、**衝動性や怒りやすさ**が指摘されている。特に、**怒りやすさの程度が増すほどPMS/PMDDのリスクが高まる**という報告がある。具体的には怒りやすい性格の女性は、柔和な女性と比較して、PMS、PMDDのリスクが各々4倍、9倍となる[56]。なお、怒りやすい性格は現在の生活に不満がある、対人関係がスムーズにいかないなど、社会心理学的な脆弱性との関連が認められる。このような性格の女性がストレスを受けるとPMS/PMDDを発症しやすくなる。

　また別な見方として、怒りやすいといった固有の性格傾向は、特に黄体期に強調され、それがPMS/PMDDとみなされることになるという解釈もできる。

## PMS/PMDDとうつ病における性格の共通性

　PMDDはうつ病の一種とみなされているが、性格にも共通性がある。危険を避けようとする性格（損害回避）とは、行動を控えがちで、不確実な状況に臨むと恐怖を感じ意欲が低下する。このため、将来を悲観する傾向がある。**PMDDとうつ病では、損害回避の性格はともに顕著である**。なお、PMSでも損害回避の傾向はやや目立つが、PMDDほどではない。PMSでも損害回避の性格は、抑うつの程度と関連している。

　私たちは対人関係において良好な社会関係性を求め、社会から孤立することを避けようとしたり、あるいは他者から認められ、高い評価を得ようとする。このことで社会的な報酬を期待できるからである。このような性格を「**報酬依存**」とよぶ。**報酬依存性はうつ病では低下し、PMDDでは、症状のある月経前にはうつ病同様に報酬依存性が低下する**。つまり、うつ病とPMDDの有症状期（月経前）には、似通った性格傾向を呈することになる[57]。

　「新たな環境に接して積極的に自分の置かれている状況を探索する、即決即断、欲望・欲求に邁進するような性格」は「**新規探索傾向**」といわれているが、このような性格はPMSにみられる過食、頭痛、気分の変動などと関連してい

る[58]。 また、PMSに特徴的とされる性格は月経周期により変動し、有症状期（月経前）に顕著となる。しかし、詳しい性格診断を行うと、それ以外の時期（排卵前）でも非PMS女性とは異なった性格傾向を示している[59]。

ただし、以上述べてきたPMS/PMDDに特徴的な性格といわれているものは、長年PMS/PMDDの症状で苦しんできた結果として、そのような性格に変容した可能性もある。

## PMS/PMDDにみられる特徴的性格

自己卑下

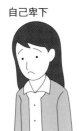

几帳面

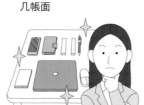

他人に気配りができる

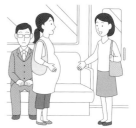

頼まれると断ることができない

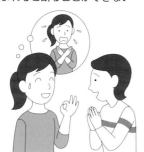

衝動性・怒りやすさ

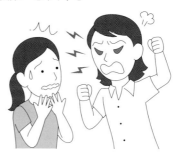

損害回避

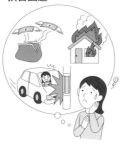

報酬依存

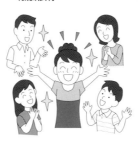

新規探索傾向

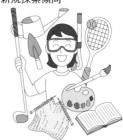

第1章
第2章
第3章
第4章
第5章
第6章
第7章

# PMS/PMDDによる若年女性の心の悩み

　月経が比較的きちんとみられる10代後半の若年女性において、PMSの頻度は40〜80%と報告によりまちまちではある。いずれにせよ、かなりの頻度であり、成人女性を上回っているともいえる。

　若年女性では、自身の状態を客観的に把握できないことが多く、いわんやPMSに関する知識もない。そのため不安や混乱に陥ることもある。さらに、思春期から青春期にかけてのPMSは、しばしば学業や友達との人間関係にもマイナスの影響を及ぼし、日常の生活にも大きな影響を与えることがある。若年女性のPMSでは疲労感が高まり、悲観的になるといった傾向が強い。また自身の健康に不安を抱き、人生の目標が定まらない生活を送っている女性も多い。

　**若年女性のPMS/PMDDで問題となるのは、健康に関する知識の欠如のためにひとりで悩んでしまい放置してしまうことである。**いかにしてPMS/PMDDで人知れず悩んでいる女性に、正しい知識を与え、救済への道を拓くかが課題である。とりあえず母親が教師に相談することになるのだろうが、社会全体がPMS/PMDDを含む若年女性へのヘルスリテラシーを高める必要があろう。

## 若年女性におけるPMS/PMDDの治療

　治療としては、**まず月経周期に伴う女性の心身の生理的変化をよく説明することが大切である。**なぜならば、若年女性のPMS/PMDD例は、女性の生理に関する知識の欠如が症状を増幅している場合が多い。したがって、若年女性のPMS/PMDDは、20代以降と比較して、教育の治療効果が高いのが特徴である。特に、**女性のからだのしくみやそれと心身の関係をよく理解すると症状が軽減する。**必要に応じてホルモン療法などの薬物療法が選択されるが、効果は成人女性と同等と考えられる。

## 若年女性におけるPMSと月経困難症

　PMSと月経困難症（日常生活に支障をきたす程度の生理痛をさす）とは、両者とも月経関連症状であるが、**PMSで苦しんでいる若年女性の多くは、月経困難症を合併している** [60]。特に、**PMSの持続期間が月経困難症と関連している** [61]。

　PMSと月経困難症の合併が多いのは、若年女性に特徴的なことかもしれない。　この理由として、PMSを有する女性は精神面での苦悩のレベルが高く、このことはPMSの原因や結果ともなりうるし、さらには精神面での苦悩に加え、PMSで悩むことで悲観的になりやすく、これらは痛みに対する閾値を低くする。この結果、通常は耐えうる痛みであっても月経困難症として知覚してしまうのだろう。

　一方、**月経困難症があってもPMS/PMDDのない女性では、月経痛の原因となりうる子宮内膜症のような婦人科的疾患が背景に潜んでいる可能性が高い。**

# ――――第4章――――

# PMS/PMDDは
# さまざまな病気を伴う

# PMS/PMDDはさまざまな病気を伴う

## 女性と摂食行動—ホルモンの関与

### 食欲

　性ステロイドホルモンは食欲との関連がある。例えば、ネズミ、ヤギ、ヒツジ、ブタなど多くの動物において、エストロゲンが最も優位となる発情期に摂食量が低下する。サルでも発情期にあたる排卵期に食欲が落ち込み、排卵後の黄体期には摂食量が増す[62]。**排卵後に分泌されるプロゲステロンも食欲を増加させる。**なお、プロゲステロン以外に男性ホルモンも食欲を増進させる。

### 体重

　**エストロゲン作用がピークとなる排卵期には、体重は最低値となる**ことが多い。一方、**排卵後から月経までの時期（黄体期）にはプロゲステロン作用により、体重は増加する**傾向がある。

　**黄体期には基礎体温の上昇をみるが、これはプロゲステロン作用によるもので、体温が上がると基礎代謝率は9〜12%増加する。**そのため、黄体期には、若干カロリー摂取量を若干増やす必要がある。月経周期における体重の変動は、排卵期には体重が若干低下するので、その反動もあり、黄体期には1〜2kg増加することが多い。体重の増加は体内の水分貯留の影響もある。黄体期の体重の増加幅は月経期には縮減する。なお、月経周期における体重の変動はかなり個人差がある。

### 妊娠準備と脂肪蓄積

　**プロゲステロンが分泌されている時期は、妊娠が成立している可能性があ**

り、**妊娠に備えて体内に脂肪を蓄積しなければならない。** 現代は飽食の時代でもあり、妊娠の有無にかかわらずある程度脂肪を蓄えているが、狩猟採集時代には、基本的には栄養が不足気味であり、しかも妊娠に結び付かない排卵は現在よりはるかに少なかったため、黄体期の食欲亢進は、妊娠中の母児の健康のために意義が大きかった。

それに反し、**現代ではほとんどの排卵は妊娠に直結しないため、黄体期の食欲亢進は、その時期にダイエットが頓挫するとか、肥満の原因になるなどマイナス面が前景化している。**

## PMS/PMDDに伴う症状

過食　　　　　　肥満　　　　　　ストレス

うつ病　　　　　　　　　　　　高血圧

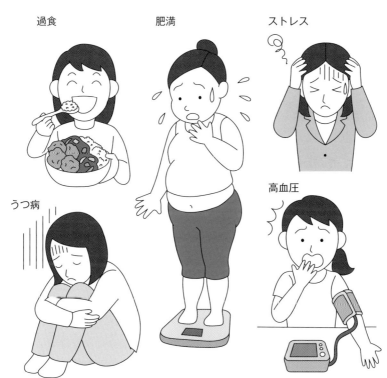

## ストレス

　女性の食欲を増す原因としてストレスがある。ストレスに直面すると、男性では飲酒で気を紛らわすことが多いが、女性では好きな食物、特に甘い物、糖分を含む清涼飲料水、塩辛いスナック、ファストフードなどを食べ過ぎてしまう傾向がある。

　しかしストレスに対する反応は個人差があり、むしろ摂食量が減ってしまうケースもある。特に高度なストレスでは食欲が低下してしまうことが多い。**ストレスで食欲が増すケースでは、ストレスによって分泌が促される副腎皮質ホルモン（コルチゾール）が関連しているようだ**[63]。

　いずれにせよ女性がストレスに直面すると、非健康的な食生活になりがちである。しかし同じようなストレスを受けても、それへの対処がうまい女性はこのような食生活には陥らない。

# PMS/PMDD と過食

　**PMS/PMDDでは、プロゲステロンに対する感受性が亢進している。そのためプロゲステロンの食欲増加作用もPMS/PMDDでは顕著に表れ、その結果、過食傾向が目立つようになる。**さらにPMS/PMDDでは、イライラなどの精神症状を和らげようとして、つい食べ過ぎてしまうことがある。

　またPMSでしばしばみられる**脳内のセロトニンの低下**は、スナックや炭水化物などが豊富な食事をとるような行動を促す。なぜならば、**糖分はセロトニン分泌を促すことで、一時的に気分が落ち着くからである**[64]。なお、PMS/PMDD同様に、脳内のセロトニン調節系の異常があるうつ病でも糖分を過剰に摂取することがある[65]。上述のような理由で、PMS/PMDDで悩む女性は体重過多となる傾向がある。

　PMS/PMDDの女性では、抑うつ状態やイライラなどの症状に比例して、過食傾向が高まる[66]。PMS/PMDDが認められない女性と比較し、PMSでは2.5倍、PMDDでは7.2倍過食症（**神経性過食症**）がみられる[67]。なおPMS/PMDDでは、黄体期以外の時期には摂食行動の異常はない[68]。なお、**PMDDとそれに伴う過食症は卵巣由来のホルモンを除去すると消失する**[69]。したがって、過食症はPMDDを構成する病態のひとつといえる。

　過食症はPMS/PMDD以外にうつ病、不安神経症、気分障害などの精神疾

患でもよく合併する。これらの精神疾患に伴う過食症でも黄体期にさらに増悪することが多い。**PMS/PMDDの有無にかかわらず、過食症は思春期以降の比較的若い女性に多いことから、性ステロイドホルモンがかかわっていると考えられる。**

　過食症は、"社会にうまく適応できない""自己を正しく認識できない""あるいは自身を直視したくない"といった心理状態にあるときなどによくみられる。おそらく、PMS/PMDDやうつ病などではこのような精神状態にあるのだろう。**過食症ではQOLの低下が著しく、自殺企図や自殺の危険性も高くなる。**したがって、PMS/PMDDで過食症を伴う例では、特にそのリスクが高まるので慎重な対応が必要となる。

## PMS と肥満

　PMSでは体重過多となる傾向があることを述べたが、前方視的調査によると、体重が重いほど10年ぐらいの間にPMSを発症する確率が高くなる。具体的には、**肥満指数（BMI）；[体重（kg）÷身長（m）÷身長（m）]が1増すごとにPMSのリスクは3%上がる**[70]。

　特に、体重過多（BMI＞27.5）の女性は、やせ形（BMI＜20）の女性と比べてPMSのリスクが明らかに高まる。PMSに至らなくても、肥満自体が月経前の不快な症状と関連しているようだ。黄体期の食欲亢進による体重増加は、PMSの前兆といえるのかもしれない。

　PMSでは、エストロゲンとプロゲステロンなどのホルモンの血中濃度は正常範囲ではあるが、体重が増すことで性ステロイドホルモン作用の微妙な変化が起こり、これがPMSの発症にかかわってくる可能性がある[71]。

　このメカニズムのひとつとして、**体重や脂肪量が増すと性ホルモン結合グロブリンが増え、このため生物活性を発揮する遊離のエストロゲンの血中濃度が低下することが考えられる**[72]。特に、**エストロゲンの生物活性が低下することがPMS/PMDDの誘因となる**ことは既述した。またエストロゲン活性の変化により、脳内の神経伝達物質の調節機構が撹乱されることも、PMSの発症にかかわっている可能性もある。興味あることに、体重過多のPMS例では、不安や気分変動などの精神症状は乏しいことから、PMSの誘因とはなってもPMDDのリスクとはなりにくいと考えられている。いずれにせよ、**体重の適正化はPMSの予防や治療につながるかもしれない。**

## PMS/PMDD と高血圧

**PMSを患う女性は、将来高血圧になる確率が約40%高まるといわれている**。特に40歳未満の高血圧に限定すると3.3倍のリスクとなる[73]。血圧は通常年齢とともに増加する傾向があり、PMSを有する20歳前後の女性では、すでに血圧は正常範囲内ではあるが若干高くなっている[74]。さらに**PMS例では、血圧は月経周期によって変動し、特に黄体期（有症状期）に高くなる傾向がある**[75]。

　PMSと高血圧の発症には、いくつかのメカニズムが推定される。まずPMSの原因としてストレスに曝されている、またはストレス耐性が弱いことなどが関係しているが、これらは高血圧のリスクでもある。特に血圧は特に有症状期に上昇傾向がみられることから、PMSの症状そのものが血圧を高めている可能性もある。

　血圧が上昇するメカニズムとしては、前述した**PMS/PMDDに伴う交感神経系の活動の亢進**が、血管機能に影響していることも考えられる。また**PMSではレニン―アンジオテンシン―アルドステロン系が活性化されている。アンジオテンシンやアルドステロンは昇圧物質であり、これらの作用が高まることで高血圧をもたらす可能性がある。**加えて、PMSで苦しむ女性は体重過多の傾向があり、このことも高血圧の誘因となるだろう。

## PMS/PMDD とうつ病

　PMS/PMDDと最も関係が深い疾患が「うつ病」である。うつ病は生涯罹患率が8〜10人に1人といわれているほどよくみられる病気である。うつ病の症状として、憂うつな気分、悲しい、不安が強い、集中力がない、物ごとへの興味、喜びがなくなる、自責の念が強い、不眠、死にたくなるといった自覚症状があり、倦怠感、食欲不振、頭痛、肩こりなどの身体症状がみられる。

　PMS/PMDDでは、うつ病を合併していることが多い。一方、PMS/PMDDがないうつ病でも月経前に症状が増悪することがあり、PMS/PMDDと紛らわしい様相を呈することがある。またPMDDを経験した女性は、後にうつ病を発症するリスクが高まる[76]。

　なぜ、うつ病はPMS/PMDDと関連するのだろうか。うつ病では疼痛の閾値が下がっており、さまざまな心身の症状が出やすい状態である。そのため、月経前の生理的な不快感が増幅されPMSとなってしまうのかもしれない。また

うつ病があれば、当然日常生活に支障をきたすので、軽い月経前の不快症状でもPMSと診断されることがある。

　PMS/PMDDの原因として、性ステロイドホルモンに対する脳の感受性の異常が推定されている。一方、**うつ病の発症にも性ステロイドホルモンが関与している。**したがって、PMS/PMDDの発症メカニズムは、うつ病の発症ともかかわっているかもしれない。またストレスや不安は、一方ではPMS/PMDDを誘発し、他方ではうつ病の原因となりうる。

## PMS/PMDDとうつ病との鑑別

　PMS/PMDDとうつ病との鑑別で重要な点は、まずうつ病では少なくとも2週間以上うつ状態が持続するが、**PMS/PMDDに伴う気分の落ち込みでは2週間にわたることはない。**さらに、**PMS/PMDDでは食欲が亢進する**ことが多いが、うつ病では食欲不振となることが多い。

　また、**PMS/PMDDでは通常月経が規則的であるが、**うつ病ではしばしば月経が不規則、あるいは無月経となる。この理由の一つとして、うつ病でよくみられるストレス関連ホルモンである副腎皮質ホルモンの慢性的な分泌刺激が、卵巣機能を抑制することが考えられる。もし**月経の異常を伴った抑うつ症状が明らかであれば、PMS/PMDDではなく、うつ病や不安障害などの可能性が高い。**

# PMS/PMDDと自殺念慮・自殺企図

　うつ病では自殺企図/自殺のリスクが高い。**自殺念慮があるうつ病患者では、特に黄体期には症状が増悪することが多く、注意が必要である。**PMDDでもうつ病と似た精神状態となることがあり、自殺念慮が現れ、自殺企図/自殺のリスクが高まる。

　フランスの調査では、女性の自殺企図の50%がPMS、23%がPMDDであり、PMS/PMDD女性が自殺企図の約3/4を占めることになる[77]。PMS/PMDDの頻度を考えると、PMS/PMDDの自殺企図のリスクがいかに高いかを物語っている。アメリカの調査では、PMS/PMDDがない女性と比較すると、PMDDに罹患している女性は、うつ病などの精神疾患の合併症がなくても自殺念慮、自殺企図は2〜3倍多いと報告されている。

　自殺念慮、自殺企図がみられるPMS/PMDDの特徴的な性格傾向として衝

動性、攻撃性、情緒不安定、怒りやすいなどが指摘されている。

　一般に、自ら処理しうる程度を超えるストレスに遭遇すると、自殺企図のリスクが高まるといわれている。PMDDに悩む女性では、通常よく経験する程度のストレスでも過大に受け止めてしまう傾向がある。またPMSの女性はしばしば「私は生きていてもしょうがない」「私がいなくなったほうが周囲にとってよい」「こんな苦しい状態がいつまで続くのかわからない」といった自己の過小評価、自尊心の低下、不安感などにさいなまれることがあり、その結果、自殺念慮が生じてくる。**生涯を通じPMDDの約15%が自殺企図を経験するため、ケアや治療を受けることはきわめて重要である。PMSで苦しむ女性において、過食がみられる、あるいは特別な食べ物に偏るという症状があれば、自殺念慮の可能性が高まっているとみてよい。**摂食に関する症状には、特に気を付けたい。

## PMS/PMDD と自殺予防

　PMDDに罹患した女性が、特に人付き合いを避ける、不眠状態となる、摂食量の異常（過食または拒食）、アルコール・薬物に浸るといった状態となると、自殺企図の危険性が高まるので注意が必要である。周囲の者は、常にこのような状態に陥ることがないように手助けすることが大切である。

　自殺企図の前兆として「何もする気がなくなった」「皆に迷惑をかけている」といったことを口にするようになる。PMDDの女性に対しては親身になって話し相手となり、「まさか自ら命を絶つようなことは考えていないでしょうね」と尋ねることなど必要である。また、**柔らかな物腰で共感的な態度を示す**ことが大切であり、指示的で一方的な助言は避けなければならない。

　残念ながら現在わが国ではPMDDに関する認知度が低く、PMDDをケアできる施設や医院・病院はきわめて少ない状況である。診療科でいえば婦人科、精神科、心療内科などがあるが、現状ではPMDDに精通している医師は限られているといえよう。

## PMS/PMDD と妊娠

　**PMS/PMDDが発症するためには、排卵があることが必要条件であり、**その意味においてはPMS/PMDDがみられない女性よりも妊娠しやすいといえ

る。 PMS/PMDDの症状にはプロゲステロンの作用がかかわっているので、**PMS/PMDDで悩む女性が妊娠すると、月経が来ないためPMS/PMDDの症状は長引くことが多い**。例えば、イライラ、不安、気分の変調、頭痛などはしばしばPMS/PMDD症状とそれに引き続く妊娠初期の症状に共通するものであるが、**妊娠が進行すれば、これらの症状は消失する**。

プロゲステロンは妊娠の成立、維持に不可欠なホルモンであり、妊婦のプロゲステロン値は黄体期のそれをはるかに上回っている。 それにもかかわらず、PMS/PMDD症状は妊娠中に軽快するのは、エストロゲンとプロゲステロンのバランスが黄体期と異なることによるのか、あるいは、妊娠中には胎盤由来の特殊なエストロゲン（主としてエストリオール）をはじめさまざまな物質が産生されることによることなどが考えられる。つまり、**PMS/PMDDの症状は、プロゲステロンの濃度のみに規定されるわけではない**。

一方、妊婦はうつ病にかかりやすく、妊婦の自殺例の1/3以上はうつ病を発症している。うつ病の既往がある女性、PMS/PMDDで悩んできた女性は妊娠中にうつ病になりやすい。 この場合、**妊娠中にPMS/PMDDが再燃するのではなく、妊娠に伴うさまざまな不安、ストレスへの対処法が不得手であることによりうつ病を発症する**。あるいは、PMS/PMDDの背景には種々のストレスがあることが多く、妊娠しても同様な事情が持続していれば、妊婦のうつ病の引き金となりうる。PMS/PMDD以外に、周囲の支援がない、望まない妊娠、経済的困窮、夫婦の関係が良好でないといったことも、妊娠中のうつ病の誘因となる。

## PMS/PMDDと産後うつ病

産褥期のうつ病は、児童のネグレクト・虐待につながり、いまや社会問題ともいえる。 またわが国において、産褥の女性の自殺既遂は妊娠・分娩時の母体死亡を超える数となっており、看過できない事態となっている。

産後3カ月以内の女性では、症状の軽重を問わないと約20%がうつ病に罹患する。うつ病やPMS/PMDDの既往がある女性は、妊娠中のうつ病のみならず産後うつ病にも罹りやすく、そのリスクは約2倍ほどにのぼる[78, 79]。しかも、**妊娠前のPMS/PMDDの重症度と、産後うつ病の発症率とは相関関連がある。特に、イライラや気分の落ち込みなどの精神症状の程度が、産後うつ病との関連性が高い**。

第1章
第2章
第3章
第4章
第5章
第6章
第7章

また産後早期に、かなりの女性がうつ病よりは軽度であるが一時的に気分が落ち込むことがある。これは「**マタニティー・ブルーズ**」(p.117参照)とよばれている。PMS/PMDDで悩んでいた女性が出産すると、産後うつ病のみならず、マタニティーブルーズのリスクも高くなる。さらに、マタニティー・ブルーズを経験すると、その後、産後うつ病へと進展するリスクが高くなる傾向がある。**PMS/PMDDの早期の適切な治療が、産後のうつ病の予防になるかもしれない。**

　PMS/PMDDの症状は十分量のエストロゲンとプロゲステロンが分泌されている時期に発現する。一方、産後のうつ病は、これらの性ステロイドホルモンの分泌が低下している時期にあたる。**PMS/PMDDと産後のうつ病のリスクは、密接に関連するにもかかわらず、内分泌的背景はまったく異なっている。**ただし両者に共通していることは、**性ステロイドホルモンがめまぐるしく変動している時期**であり、このことが両者の病態に関連していると思われる。

　産後うつ病にかかった女性では、うつ病は改善しても月経が再開すると妊娠前にはみられなかったPMS/PMDDを経験することがある。女性によっては産後うつ病よりもその後のPMS/PMDDのほうがつらいこともある。また妊娠前にはPMS/PMDDがみられた女性が産後うつ病を患うと、以前よりも重いPMS/PMDDへと進行してしまうこともある。このような状況は**うつ病の再発と思われがちだが、月経が始まると症状は消失することから、鑑別は可能である。**

　産後には育児の負担、保育園探し、職場復帰などのストレスが加重され、産後うつ病の契機となる。いったんうつ病を発症すると、それが一種のトラウマとなって、その後にPMS/PMDDにつながることがある。さらに心配性、仕事・家事・育児などに手抜きができないなどの性格は、産後のうつ病やPMS/PMDDのリスク因子となる。

　なお、**産後うつ病は月経が開始すると軽快することもある。**この説明としては、産後うつ病の原因の一つに、妊娠中には多量に分泌されていたエストロゲンが急激に低下することが挙げられる。**月経が再開する時期には卵巣が働きはじめ、エストロゲン濃度が高まることが、うつ病の改善につながるものと解釈できる。**

　以上のように、**PMS/PMDD、妊娠中のうつ病、産後うつ病は、お互いに密接に関係し合っている。**

# 更年期障害と PMS/PMDD

　一般に規則的に月経がみられる時期、妊娠期間、産褥期、閉経期は卵巣由来の性ステロイドホルモンが激しく変動している。この時期には気分の変動をきたしやすくなっているといえる。そのため、ホルモンの変化に敏感に反応してしまう女性では、女性のライフサイクルの節目にさまざまな心身の症状を呈することになる。

　**PMS/PMDDの症状は更年期に近づく、あるいは閉経に至ると改善する。しかし、PMS/PMDDを経験した女性では、その後PMS/PMDDがなかった女性と比べ、更年期障害（p.121参照）で悩む確率は2倍程度と高くなる**[80]。**また、PMS/PMDDの症状と更年期障害の症状の強さは相関する。**

　更年期障害では、のぼせ（ホットフラッシュ）、発汗などの血管の自律神経調節系の異常による症状、肩こり、腰痛などの筋骨格系の症状、そして集中困難、憂うつ、不安感、意欲低下、倦怠感、睡眠障害などの精神症状などがある。**PMS/PMDDの既往があった女性で特に問題となるのは、集中力の低下、抑うつ、興味の減退などの精神症状であり、そのほかの症状との関連は少ない。**つまり、PMS/PMDDと似たような更年期症状のリスクが高まることになる[81]。このような女性は人間関係で気を遣い、人一倍ストレスを感じていることが多い[82]。一方、**のぼせ、発汗などはもっぱらエストロゲンの低下に伴う血管系の反応**であり、PMS/PMDDの病態との関連性は乏しい。

## 更年期障害とPMS/PMDDの鑑別

　しばしば**40代の女性で、疲れやすい、気分が落ち込むといったことを訴え、更年期障害を疑って来院する場合では、これらはPMS/PMDDによる症状であることがよくあるが、見逃されやすい。**特にこれまで軽いPMS様症状しかなかった女性が、更年期に近づくとPMS/PMDDの症状が出現、増悪することがある。**更年期障害との鑑別は、月経が規則的にある、症状がみられる時期が月経の前に限られるということである。**しかし、年齢に伴い月経が不規則になると、**意外にPMS/PMDDに気付きにくい。**

## 更年期障害の治療における注意点

　更年期障害による諸症状の改善と、骨や心血管系の老化を遅らせる目的などを兼ねて、**ホルモン補充療法（p.121参照）**が行われることがある。この際には、

エストロゲンとプロゲスチンが投与される（ただし子宮がない女性に対しては
エストロゲン単独でよい）。**以前にPMS/PMDDで悩んでいた女性にプロゲス
チンを投与すると、PMS/PMDD様の症状が現れることがあり、**ホルモン補
充療法**を行う際は、PMS/PMDDの既往を確認しておくほうがよい。** プロゲ
スチンにはいくつかの選択肢があるが、製剤によって、PMS/PMDD様の症
状が若干異なることもある。

─────第5章─────

# PMS/PMDDの概念の変遷

# PMS/PMDDの概念の変遷

## ヒステリーという診断名がPMS/PMDDの存在を覆い隠した

　古代ギリシア時代にさかのぼるが、約2,500年前に医学の祖といわれるヒポクラテスは、女性にみられる気分変調を**ヒステリー(hysteria；古代ギリシア語hystera「子宮」という意味)**(p.122参照)と名付けた(本当にヒポクラテスによる命名かは異論がある)。なお、その当時からヒステリーは、なぜか未婚女性、または寡婦が主にかかるとされている。

　今から思うとまったくばかげた話であるが、子宮は女性の体内にあって、あたかもそれ自体が生命体のように振舞っているとされたのである。子宮が月の引力でからだのなかで動いてしまい(動き回る子宮；wandering uterus)、子宮は上腹部やのどのあたりまで上昇するとされていた。子宮の位置によっては腸や血管が圧迫され、このことが精神不安定、イライラ、精神の緊張、消化不良などさまざまな身体の不調の原因であると説明されていた。おそらく、妊娠子宮が臍の高さを越えて増大する、あるいは、中高年の女性では子宮が腟から飛び出してしまう状況(子宮脱)がしばしばみられるといったことから想像して、子宮は女性の体内を動き回り、そのことで女性にさまざまな悪さをすると想像したものと思われる。

　古代ギリシアの偉大な哲学者プラトンは、妊娠していない子宮が、嘆き悲しんでいる状態がヒステリーをもたらしているという説を唱えた。古代には、精神機能は脳に宿るということが理解されておらず、女性のシンボルでもありかつ新たな生命を宿す神秘的な臓器である子宮が、あらゆる女性の病気の根源であると考えるのは、それほど突飛な発想ではなかった。

　実際には、男性の身勝手で理不尽に"ヒステリー"という烙印を押された女性もいただろう。それ以外に、PMS/PMDD、産後うつ病、更年期障害、種々の神経症、神経疾患などが十把一絡げにヒステリーとして扱われてきたと思われる。ヒステリーという疾患名は20世紀初頭まで用いられており、信じがたいことではあるが、精神症状を有して施設に収容されている女性の診断名として最も多かったのが、このヒステリーだった。もちろんのこと、子宮がない男性の精神疾患には、ヒステリーという診断が下されることはなかった。

　見方を変えると、男性にとって好ましくない女性の言動を、ヒステリーとして片付けていたともいえる。特に、ヒステリーを欲求不満という意味で用いることさえあった。**おそらく、男性が理不尽に女性の行動や欲望を抑えたことに女性が反発するのを、正当に取り上げないで、"病気"ということで女性の主張を一蹴してきたともいえるだろう。**なお、ヒポクラテスはこの状態を取り除くには結婚、性交が有効であると述べている。

　つまり、ヒステリーは胎児を育てる臓器である子宮が、本来の役割を果たさないことで不調をきたしたものと考えた。この背景の一つとして、当時キリスト教の教えでは、女性自らが性的行動を起こすことは異常なこととみなされており、そのため、多くの女性が性的に欲求不満となり、その結果ヒステリーを発症するという発想があったためである。近世に至るまで、ほとんどの医療は科学的根拠を欠いたものであったが、ヒステリーも医学の権威を保つために空想的に考案された疾患名であった。

　1908年、バビンスキー（Joseph Babinski）は、**ヒステリーという疾患は科学的根拠に基づかない学説であり、「知性に欠ける夫が妻を批判する時に用いる言葉にすぎない」と述べた。**まさに正鵠を得た表現である。1950年代になってようやく精神医学が体系化され、疾患概念が整理されてくると、必然的に従来のヒステリーという病名は除外され、医学史を語るうえでのみ紹介されることになった。しかし、現在でも非論理的な疾患名であったヒステリーの名残として、論理的に破綻した男性が、自分にとって不快な言動をする女性に対しヒステリック（hysterical）という表現をすることがある。このように、女性の精神の不調をヒステリーという診断名でいっしょくたに扱ってきた歴史が、PMS/PMDDの実態解明や研究の進歩を阻んできたと思われる。

## 歴史のなかでのPMSの登場

　20世紀初頭には、"女性は月経の前に体調を崩す場合がある"ということが知られていた。1931年、アメリカの産婦人科医フランクが初めてPMSに関する論文を発表した[83]。これにより、あいまいな疾患概念であったヒステリーの実態の一部を現代的な呼称に変えたことになる。当時、彼はPMSに相当する症状を**月経前緊張症**という名称を用いて表現した。わが国でもかつて月経前緊張症という用語が使われていたのはフランクの影響による。

　フランクは、月経前緊張症を、「月経の始まるまでの1週間のあいだにイライラ、腹部膨満、乏尿を伴う手・足・顔などのむくみ、体重増加、倦怠感、抑うつ、頭痛、神経過敏、精神不穏、衝動的におかしな行動をしたくなる、てんかん様発作、皮下出血などが反復して出現する、ことなどが特徴的である」と述べている。これらの症状は月経が発来すると軽減することから、卵巣機能が関連していると推測した。

　フランクの2年後にトーマスは、月経前に体重が5〜6kg以上増加する女性について報告した。これらの女性では、月経が始まると多量の尿が排出され、元の体重に戻ってしまう。わが国でも月経前にむくみを訴える女性はいるが、当時のアメリカのように極端なむくみや体重増加を呈する女性はいないことから、月経前の症状といっても食生活、民族などによりさまざまなのかもしれない。

　フランクの報告が呼び水となって、その後月経前にのみみられるさまざまな症状が発表された。たとえばむくみ・体重増加以外に口内炎、性欲亢進症、性的志向の異常、喘息発作、鼻炎、発熱、腰痛などである。さらに、頑固な頭痛、異常な空腹感、低血糖症状、乳房痛、外陰部の掻痒症、脳圧亢進症状など整理がつかないほど多くの症状が報告された。これらの症状のうちあるものは、たまたま合併疾患があって、それが月経前に増悪したものであった。また、皮下出血、喘息発作、鼻炎、口内炎などはPMSの症状というよりは、前述したプロゲステロン過敏症の症状と考えられる。

## 疾患概念としてのPMS/PMDDの確立

　1940年代後半になると、ようやく感情の不安定、うつ傾向、頭痛、下腹痛、腰痛、腹部膨満、食欲過多、むくみなどが、月経前にみられる比較的頻度が

高い症状群であるということのコンセンサスが得られてきた。

　PMSの歴史を語るうえで忘れてはならない人物は、イギリスの医師、ダルトン（Katharine Dalton）である。1953年ダルトンは、月経前に特徴的な症状を繰り返し発症する状態を「**月経前症候群（PMS）**」と命名し、原因はエストロゲンとプロゲステロンの変動にあるとした[84]。なお、ちょうどこの時代になってようやく月経がどうして起こるのか、月経周期と卵巣由来のホルモンの分泌動態などとの関係が明らかになり、そのことがPMSの疾患概念の確立に大いに貢献した。ダルトンはPMSの症状として、不安、悲観的、落ち込み、便秘・下痢、自己制御不能、不眠、過食などを挙げた。またダルトンは、フランクの提唱した月経前緊張症という用語はPMSの一症状にすぎず、PMSを代表する用語としては不適切であると考えた。現在、国際的にはPMSという診断名が広く用いられている。なお、**ダルトンが周期的に起こる女性の不定愁訴をPMSと名付けた時期に一致して、ヒステリーという診断名は用いられなくなった。**

　PMSの症状や程度があまりに多岐にわたるため、アメリカ精神医学会はさまざまな議論のあるなかで1987年、PMSの重症型で精神症状が強い症例を特定不能の精神障害として、「黄体後期不快気分障害late luteal phase dysphoric disorder；LLPDD」とよんだ（DSM-III）。

　これを受けて1994年アメリカ精神医学会は「特定不能のうつ病性障害」という位置付けのもとに、正式に「**月経前気分不快疾患（PMDD）**」という疾患概念を規定した（DSM-IV）。しかし、あくまでも補遺として扱われ、今後の検討の余地が大いにある疾患という扱いとなっていた。その後、2013年に改定されたDSM-Vでは、初めてPMDDを抑うつ障害に属する疾患として承認した。ここに至り、PMDDは大うつ病性障害とは別個のうつ病の一種とみなされることになった。しかし現在でも、PMSの重症型がPMDDであるという解釈する者も多い。

PMS/PMDDの概念の変遷

| 時期 | 人物/団体 | PMS/PMDDに該当する疾患 |
|---|---|---|
| 古代ギリシア | ヒポクラテス | 女性にみられる気分不調を「ヒステリー」と命名 |
| 1908年 | バビンスキー | 「知性に欠ける夫が妻を批判する時に用いる言葉にすぎない」とヒステリーという疾患を否定 |
| 1931年 | フランク | 月経前に特徴的な症状を繰り返し発症する状態を「**月経前緊張症**」と命名 |
| 1953年 | ダルトン | 月経前に特徴的な症状を繰り返し発症する状態を「**月経前症候群（PMS）**」と命名 |
| 1987年 | アメリカ精神医学会 | PMSの重症型で精神症状が強い症例を特定不能の精神障害として、「黄体後期不快気分障害 late luteal phase dysphoric disorder；LLPDD」と規定（DSM-Ⅲ） |
| 1994年 | アメリカ精神医学会 | 「特定不能のうつ病性障害」という位置付けのもとに、正式に「**月経前気分不快疾患（PMDD）**」という疾患概念を規定（DSM-Ⅳ） |

# PMS/PMDDの病因と治療に関する考え方の変遷

　PMSの提唱者であるダルトンは、PMSはプロゲステロンの不足、あるいはエストロゲンとのバランスの乱れと考え、プロゲステロンの投与を行った。その後、ビタミン不足、血糖の低下、プロラクチン分泌過剰など諸説がPMSの原因として提唱されたが、いずれも立証されていない。

　さらに社会心理学的背景がPMSの発症に関係しているという報告がなされた[85]。　これはストレスがPMSの誘因となるという考えで、現在でも有力な学説である。これと期を同じくしてアメリカではPMSのクリニックが出始め、そこではプロゲステロン投与がもっぱら行われた。今から考えると医学的根拠に乏しく、実際にはほとんど無効か有害であった可能性があり、現在はほとんど顧みられない治療法である。（ただし比較的多量のプロゲステロンを投与すれば、排卵が抑制され、その結果PMSの症状が軽減する可能性はありうる）。

　このような時代背景に基づいて、2000年には抗うつ薬であるSSRIがPMDDの治療薬として登場し、保険診療の対象疾患ということになった。（ただし、わが国ではPMS/PMDDという診断でのSSRIの処方は保険診療として承認されない）。

　2013年になるとPMDDの診断基準が策定され（DSM-Ⅴ）、ここに至って初めてPMS/PMDDを科学的俎上に乗せて、その病因、病態、治療法などを議論することが可能となった。これほど多くの女性が悩む疾患が20世紀後半になって、ようやく正式に病気と認められたのはきわめて異例のことである。すなわち、**PMS/PMDDに関する質の高い学術研究が精力的に行われるようになったのは、ごく最近のことである**と認識しておかなくてならない。本書の内容もあくまでも現時点でのコンセンサスを記述したものとご理解いただきたい。

## Column　PMSと犯罪

### 女性の犯罪とPMSとの関係

　以前から、女性の犯罪と月経周期との関係には関心が寄せられていた。1945年の時点ですでに、女性の犯罪の84％は月経中、または月経直前であることが報告されている[86]。また、女性の暴力的な犯罪の62％は月経直前の1週間に集中し、排卵周辺期には19％、月経期には17％、月経終了してから排卵に至るまでの1週間程度の間はたった2％であったとの報告もある[87]。しかしながら、これらの事実は、PMSと犯罪率とを関連付ける証拠とはならない。またここで誤解してはならないことは、古今東西を問わず、在監者のなかで女性の占める比率は圧倒的に低く、月経前に多いといっても男性の犯罪率と比べてはるかに低いことをわすれてはならない。

　前述したように、1953年に公表されたダルトン医師の論文が端緒となって、PMSが症候群、つまり病気とみなされるようになった。PMSにみられる怒り、イライラの標的は夫、家族、同僚などに向けられる。このためまれではあるが、悲惨な事件につながることもある。

　PMSが社会の耳目を集めるようになったのは1980年のイギリスの判例である。同僚を刺殺した女性がPMSに罹患していたということで、その治療を条件として保護観察処分となった。加害者を専門的立場から弁護し、その治療（プロゲステロン療法）を担当したのはダルトン医師であった。さらにダルトン医師は、不倫をした夫が別れ話を切り出したため、逆上して夫を車で轢き殺した女性に対しも、彼女の攻撃性、精神不安定、自己制御の能

力の喪失はPMSのなせるわざであると診断した。その結果、加害者は車の運転を禁じることを条件として執行猶予となった。

　しかし当時から、PMS/PMDDに伴う精神の異常が刑事事件の減刑・免責となりうるかについて疑問をもつ人々は多かった。 アメリカ学派はPMDDをうつ病の亜型とみなしているが、うつ病は怒りが外に向いて、しかも行動を起こすことはめったにないので、自殺は多いが他者を傷つけることはまずないと考えられている。この点がPMDDとは異なっている。その後、アメリカでは、PMSは犯罪につながるような衝動的な行動を起こしかねない病気であることが流布され、PMSで苦しむ女性たちを不安にさせた。PMS/PMDDに関する研究が進んでいる現在でも、PMSのためにわが子を手にかけた女性を無罪とした判決が2018年インドでも下された。 アメリカでもPMS/PMDDである理由で、わが子を虐待した母親が執行猶予となった事例がある。

## 疾患として捉えることの功罪

　PMSを患った女性の判例結果から、以下のようなジレンマが生じることになる。 すなわち、実際にPMS/PMDDで苦しんでいる女性を理解し、援助の手を差し伸べたいという思いが生じ、それに基づいてPMS/PMDDを医学的に正式に病気として規定すると、PMS/PMDDは広義の精神疾患となり、犯罪の減刑の理由となりうることになる。だがその対価として、プロゲステロンは"狂気のホルモン"と規定され、女性は周期的に自制できない状態になるということを認めざるを得なくなって、解釈によっては、女性の男性に対する劣性を示すことにもなりかねない。

　ここで繰り返すが、強暴な犯罪は男性のほうが圧倒的に多く、そういう意味では男性ホルモン（代表的なホルモンはテストステロン）のほうがはるかに"狂気のホルモン"といえる。 なぜならば、テストステロンは攻撃性、競争心、衝動性などを高める作用があることがわかっている。 これと関連して、強暴な犯行で収監されている男性のテストステロン濃度が高いことが知られている[88]。 しかし、これらは男女の生物学的相違や役割と表裏であり、男女間で"狂気度"を比較することは不毛である。

────── 第6章 ──────

# 現代人はPMS/PMDDと
# いかに付き合うか

# 現代人はPMS/PMDDと いかに付き合うか

## PMS/PMDDと現代社会 ─民族・国家間の比較─

### 小児期の発育環境とPMS/PMDD発症リスク

　PMS/PMDDの症状の種類、程度、頻度,受療行動などに関しては、アメリカ、イギリス、フランスの比較では明らかな差がなかった[89]。アメリカにおける研究によると、アメリカで出生、成長した女性の生涯のPMDDの罹患率は3.3%である。一方、海外で出生してある程度成長してからアメリカに移住した女性のPMDD罹患率は、はるかに低率であった。しかし、アメリカでの生活が長くなるにつれて、罹患率は生涯アメリカ在住である女性に近づいてくる。

　つまり人種、民族によらずアメリカの生活様式、文化がPMDDの罹患と密接に関連しているようだ[90]。いいかえると、**小児期の大半（6歳以降）を欧米先進国で過ごすか、あるいはそれ以外の国々で過ごすかによってPMDDのリスクが異なる**ということである。このことから、小児期の発育環境がPMDDの発症リスクに大きくかかわっているといえる[91]。おそらく、先進国における女性の社会的役割を刷り込まれた女性において、PMS/PMDDを発症するリスクが高まると考えられる。

### PMS/PMDDと文化

　PMS/PMDDの発症率は民族間、地域で異なるという点から、PMS/PMDDは純粋に生物学的な要因で発症するのではなく、社会や文化に色濃く影響を受けているということがうかがえる。しかしながら、パキスタン、エジプト、中国などにおいて行われたアンケート調査の結果では、いずれも70～90%の

女性が月経前に何らかの症状を訴えていた。つまり、医療機関の受診の有無にかかわらず、月経前の不調は地域、文化、文明などによらず一定なのかもしれない[92]。

　おそらく、**不快な症状を他人にもらすことをためらうか否かといったことは、文化や女性の社会的地位などにより異なっているだろう。また、地域によってはいまだ月経にかかわることを他人に話すことをタブー視する風潮がある。このような地域では、月経と関連があるPMSを話題にすることもはばかられるであろう。**

## 地域により異なる症状

　PMSの症状は、民族間で異なることがある。中国・香港では主に水分貯留、疼痛、冷え性などが主な訴えであり、気分に関する症状は少ない。他方、欧米では冷え性はなく、精神症状がしばしば前面に出る。実際に民族間で症状の種類が異なるのか、あるいは症状の受け止め方が民族間で差があるのかは明らかではない。

　注目すべきこととして、うつ病、不安障害、薬物中毒なども、PMS/PMDDと同様に幼少時の社会環境が発症リスクと関係している[93]。PMS/PMDDの発症リスクにはこれらの精神疾患と共通の環境要因があるのかもしれない。さらにPMS/PMDDはこれらの精神疾患に似通ったスペクトラムの異なった断面に相当しているか、あるいは先行する状態ということもありうる。

# PMS/PMDDはなぜ先進国に多いのか

　欧米各国におけるPMD/PMDDの頻度はほぼ同様であったことから、先進各国に共通の生活様式、教育、価値観、女性の社会での役割などがPMS/PMDDの発症の決定因子となっていると推測される。

　女性の社会的自立が求められている現代社会では、男女が分け隔てなく働くことは当然とみなされ、男女間での公平性は保証されるべきであることは論をまたないが、仕事の内容や量が男女間でまったく同じことが要求されるわけではない。ここで断わっておきたいこととして、職場における男女の仕事の遂行能力の優劣を述べているのではなく、両性の生物学的特性は歴然として存在しているのである。例えば、体力や筋力を必要とする仕事は一般に男性のほうが向いているが、対人関係における気配りやコミュニケーション能

第1章

第2章

第3章

第4章

第5章

第6章

第7章

力に関しては、女性は男性に優るとも劣らない。このような**両性の特長を無視して機械的に男女に同一の仕事を課すことは、産業医学的に好ましくはなく、特に女性にとって不公平な扱いとなる。**

　加えて、働く女性にとって不合理なことは、家庭内における家事、育児の負担は圧倒的に女性に多いにもかかわらず、職場ではそれを斟酌して仕事量の配慮がなされることはない。上述のような現代社会で、働く女性の多くが直面している問題がPMD/PMDDの誘因となっていると考えられる。また、PMD/PMDDで悩みながら働いている女性は、そのことで仕事の能率が低下することは弱みとなるので、それに抗って懸命に働こうとする。このことはPMS/PMDDを一層増悪させることになる。このように、**現代女性の置かれている立場がPMS/PMDDの発症につながり、いったん、PMS/PMDDで仕事に支障をきたすようになると、さらに、PMS/PMDDが進行するといった悪循環が形成されることになる。**

　一方、現代のように女性の社会進出が進んでいなかった時代、または発展途上国にあっては、一般に男女の役割の棲み分けが、ジェンダー（性）による生物学的特徴に基づいてなされている。そのような社会では、たとえPMS/PMDDの症状が現れたとしても、女性はそのことで社会的に不利な状況に追いやられることはなく、したがって、忌避すべきものとして認識されにくかったと考えられる。

　社会環境や文化度が居住地域によって大きく異なるアフリカのサバンナ地域の女性を対象として、PMSの頻度、症状を調査した研究がある。それによると都市部に居住し、教育を受けている女性のほうが、非都市部で教育を受けていない女性と比較し、PMSの頻度が高く、症状も強かった[94]。このことから、**PMSの頻度、症状の表出、支援を求めようとする姿勢などは文化、教育、健康に関する知識の程度などがかかわっていることがうかがえる。**

　しかしここで注意したいこととして、先進諸国では、心身の症状により仕事の能率が低下するという理由で容易に受診でき、受診すると一律に疾患とみなすことが多い。なぜならば、月経前や月経時の不快な症状（明らかな病気がある場合を除く）は、**仕事の能率が低下すれば"疾患"、そうでなければ"生理的な現象"としてみなすという医学的な約束事がある**からである。つまり**仕事の内容しだいで、疾患か否かが決まる**ことになる。一方、女性の就労率が低い国々では、そもそも仕事の能率が低下するという理由で受診することは少ない。このような受療行動の違いが、先進国とそのほかの国々との間での

PMS/PMDDの罹患率の乖離に反映されているのかもしれない。

## 働く女性とPMS/PMDD

「PMS/PMDDのリスク因子は多い」（p.23参照）で述べたが、女性の就労はPMS/PMDDの発症率を高める。これには仕事自体のストレス、あるいは仕事と家事・育児の両立に伴う女性特有のストレスが関係している。さらに、職場での責任が増すほどPMS/PMDDのリスクが高まる。女性の社会進出がめざましい昨今、職場における女性の健康管理からみて、PMS/PMDDはきわめて大きな今日的問題なのである。

**生理休暇という言葉はよく知られており、月経時の痛みはある程度理解されているが、月経ではない時期に女性がPMS/PMDDで悩んでいることに対する社会の理解度はいまだ低い。**しかし現在では、生理痛よりもPMS/PMDDのほうが働く女性を悩ませているように思われる。その理由として、**月経時の痛みは市販の鎮痛薬を服用することである程度治まるが、それに反しPMS/PMDDへの対処法は簡単ではないからである。**また、**仕事の妨げとなる月経痛は1〜2日程度であるが、PMS/PMDDの持続期間はそれより長い**ことが多い。

PMS/PMDDで悩む女性にとって、仕事を続けるのは容易ではない。有症状の期間には性格の変化もみられ、そのため仕事上のトラブル（ミスやコミュニケーション不良など）を経験することがある。また、本人は気付いていなくても周囲の者が変化に気付くこともあり、ときに怠けているとみられてしまうことがある。このような理由で、PMS/PMDDがあると、仕事への満足度、充実感、生活の質などが低下する[95]。PMS/PMDDで苦しんでいる働く女性は仕事を休みたいが、仕事を失うことをおそれて葛藤する。PMS/PMDDの症状は月経が開始すると回復するが、仕事が遅れた分を取り戻そうとして、無理なペースで仕事をしてしまう。このことで、さらにPMS/PMDDが悪化し、結局退職に至ることもある[96]。

PMS/PMDDでつらい状態を隠そうとすることで一層神経をすり減らすことになる。このため仕事を止めるか、休みながらも継続するかの判断を迫られることも多い。無理して出勤しても仕事の能率が上がらない状態（**プレゼンティーイズム；presenteeism**）となりうる。現在働く女性のプレゼンティーイズムの原因として、PMS/PMDDは代表的なものとなっている。

第1章

第2章

第3章

第4章

第5章

第6章

第7章

79

アメリカでは、以下のような推計がある。PMS/PMDDで苦しんでいる勤労女性の年間の経済損失は、一人当たり50万円以上で、これには生産性の低下によるものと医療費によるものが含まれている。また、生涯で平均3,000日（約8年間に相当）がPMS/PMDDによって仕事の効率が低下している期間と推計された。だからといって、女性のほうが力を発揮する仕事もあり、男性と比較して生産性が低いということを意味しているわけではない。男性目線で女性の特長を無視したネガティブな面を強調している統計ともいえよう。

# PMS/PMDDで悩んでいる就労女性への支援

　PMS/PMDDは特に働く女性に大きな苦痛をもたらすことになる。とかく人知れず悩んでいることが多いが、周囲の理解と支えで克服できる場合が多い。たとえば職場での理解、対応によってPMS/PMDDの症状の軽減が期待できる。また家族やパートナーの支えも前向きにPMS/PMDDに対処しようとする意欲を高めることにつながる。このためには、まず男女を問わずPMS/PMDDの基礎知識を多くの人々に広く知らしめることが重要である。

## 職場での対応

　PMS/PMDDの症状で仕事の能率が上がらないときには、上司に相談し、仕事の種類・時間を調整してもらうとよい。残念なことではあるが、**PMS/PMDDという状態があることはいまだ十分に認識されていない**。そのためPMS/PMDDで悩む女性は職場で相談する相手がおらず、人知れず悶々として過ごさざるを得ないことがある。また上司が女性の場合には、自身の経験にのみ照らし合わせて健康相談に応じている場合もあり、このために男性の上司よりもPMS/PMDDに不寛容となるケースもある。

　働く女性が増えている現在PMS/PMDDに関する啓発活動はきわめて重要である。特に産業医はPMS/PMDDに関する正しい知識を習得していただきたい。一方で、女性自らもPMS/PMDDの症状を緩和するために規則的な生活、運動、バランスのとれた食事などに努め、さらに専門医（産婦人科、心療内科、精神科など）に相談することをお勧めしたい。

## 社会的な対応

　アメリカでは育児介護休業法（FMLA；Family Medical Leave Act）<sup>(注)</sup>とい

う法律があり、医師の診断書があればPMS/PMDDのために仕事が困難な状態では、休暇をとることが認められている。わが国でも本腰を入れて女性の社会進出を進めるためには、育児・介護休業法のような大胆な施策を講じる必要がある。その場合は、**PMS/PMDDを正しく診断治療できる医師の養成と、診断基準を明確にしてPMS/PMDDによる休業の請求が適切に行われるようにする必要がある。**

## 家族・パートナーの対応

PMS/PMDDで悩む女性は、学校、職場などさまざまな生活空間で苦痛を味わうことが多いが、家庭内においても、家族の者との関係がしっくりいかなくなることがしばしばである[89]。家族に対しすぐにイライラする、些細なことで怒り出す、家事はやる気が起こらず雑になってしまうといったこともある。特に怒りの標的はパートナーに向けられることが多い。しかしながら、ほとんどの男性(パートナー)はPMS/PMDDに関して無知、無関心である。

男性にとっては仕事で精一杯頑張っているのに、リラックスしたい家庭においてさえ、妻の機嫌を損なわないように気遣うことは自身の消耗をもたらす。そのため、パートナーとの喧嘩も増えたり、パートナーとの関係が冷え込むこともある。またパートナーは、PMS/PMDDの症状で悩んでいる時期にはなるべく近付かないように振舞いがちである。そして**パートナーが離れてしまうとさらに事態は悪化する。**なぜならば、女性は見放されたと感じ、症状がさらに悪化するからである。しかし女性はあとで冷静になったときに、パートナーや子どもに対し感情的に振る舞ったとして自己嫌悪に陥ることが多い。

しかし、PMS/PMDDによってかなりの期間をカップルとして平穏な日々を過ごすことができないため、2人でいることの満足度や幸福感が減じる傾向にある。このような状況が長期化すると、ときにカップルの関係の破綻につながる。しかし、**カップルの関係の破綻の背景には、PMS/PMDDが大きく関係していることが想像できる。**当事者は、PMS/PMDDの治療により改善しうる病的状態、すなわちPMS/PMDDが二人の関係を損なったという認識はなく、性格の不一致が離別の理由ということで双方納得してしまうことが多い。

---

注)　1993年にアメリカで制定された法律で、被雇用者が自身の健康上の理由、あるいは家族の介護、看護、出産などの理由で12週間まで休暇(無給)をとることが認められている。被雇用者にとっては福音である。しかし、雇用者側にとっては対応に苦慮するケースもあり、さらにはこの制度の濫用が指摘されている。

PMS/PMDDで悩む女性の家庭では、家族内の葛藤がみられたり、あるいは家庭のしきたりに対する気苦労などがよくみられる。さらに家庭内で自由に意見が言いにくい、知的で文化的な生活が送りにくい、家族のレジャー活動が乏しいといった傾向があるようだ[8]。

　PMS/PMDDで苦しむ女性のパートナーには、程度の差こそあれ、女性は月経前に周期的なさまざまな症状を呈することを是非知っていただきたい。PMS/PMDDの症状やその発現する時期は、意外ではあるが、**本人よりもむしろパートナーのほうが気付くことがある。**

　パートナーには月経前の女性の言動に対し寛容に接し、家事、育児などを手助けすることをお願いしたい。**パートナーの理解と協力でPMS/PMDDの症状は軽くなる。** ここで特記しておきたいのは、**パートナーはPMS/PMDDによる女性の症状を、あえてPMS/PMDDによるものと指摘しない**ことである。女性はわかっていてもそれを指摘されることを望んではいない。パートナーが症状に気付き、さりげなく女性をサポートすることが大切である。また、PMS/PMDDで苦しんでいる女性と言い争いをすることは避けてほしい。

　**女性にとってPMS/PMDDも自身の一部**であり、それを含めて自分を気遣ってもらいたいという気持ちがある。もし、パートナーがPMS/PMDDの症状を理解しないで女性と不仲になると、女性のみならずパートナーにとっても不幸となる。その結果、仕事と家庭に影響が及ぶことになる。PMS/PMDDの症状は期間限定であり、月経が開始してから排卵期までは改善するので、くれぐれも一時の感情でもってPMS/PMDDで悩む女性との関係を損なうことがないように努めてほしい。もし不幸な事態になれば、パートナーにとっても人生の充実感、達成感を減じることになることを肝に銘じるべきである。

　**女性本人がPMS/PMDDの治療を受けることは必要であるが、カップルで受療するとさらに治療効果が増す。** 多くのパートナーは女性が苦しんでいるのはわかるが、どう手助けしたらよいかわからない。女性のみが単独でPMS/PMDDと立ち向かっても限度がある。パートナーがいる場合は一緒に治療を受け、パートナーがPMS/PMDDに関する理解を深めることで、女性の悩みはかなり改善される。またパートナーは、これまで妻の言動に不快感、忌避感を示していたことを悔い改めようとする気持ちになる。なかには、パートナーのほうから周期的な妻の変化に気付き、受診を勧めることがある。**PMS/PMDDは他の身体疾患と異なり、パートナーの接し方次第で症状の程度は大きく左右されるのである。**

# PMS/PMDDで悩む女性が気を付けたいこと

**"自分の症状がPMS/PMDDである"ことを正しく認識する**ことが重要である。それにより、さまざまな対処法を自ら実行し、周囲の理解と支援を得ることで症状は軽減する。

PMS/PMDDでつらいときにも、日常生活のリズムはできるだけ乱さないようにする。しかし**仕事や社会的活動は必要に応じて制限する**ことである。特にPMDDの場合では、落ち込んだ状態で重大な選択や決断を行うことは避ける。判断を間違うこともあるし、決断しようと悩むことでさらに症状が増悪する可能性があるからだ。また、自分の月経周期を考慮し、有症状期にはなるべく予定を入れないようにするとよい。職場などで自分のノルマがこなせそうもないときには上司、同僚などに事情を話して手助けしてもらうようにすることもひとつの方策である。

PMS/PMDDで苦しむ女性は、とかく家族から孤立しがちである。パートナーの理解と協力の有無でPMS/PMDDの症状は良くも悪くもなる。パートナーがいない場合でも、親身になって相談に応じてくれる友人などが共感、理解してくれることで症状は和らぐことが多い。そのため一人で陰鬱な気分で過ごすのではなく、誰かに相談したり、助けを求めるようにしてほしい。

**過食で悩む女性は、食事内容を記録し、月経前とそれ以外の時期とで食事量、内容を比較することで、月経前の食事の変化を自覚し、それがPMS/PMDDの症状に関係していることを自覚する必要がある。**また、PMS/PMDDで悩んでいることを恥ずかしいことだと感じ、職場でも隠し続け自己卑下に陥ることがある。しかし、**PMS/PMDDは女性の特性のひとつであり、決して恥ずべきことでない。**症状がある時には、「これは本来の私ではない」「私の考え方や生き方が間違っているのではない」といったことを自分に言い聞かせ、必ず良くなるという希望を抱いて過ごしていただきたい。

**Column** PMS/PMDDがない男性はストレスをどう表現するのか

仕事のストレスは、女性ではPMS/PMDDの発症につながるが、男性にはそれがないため、はたしてストレスに対して強靱といるだろうか。

ストレスと性差を考えるにあたり、まず以下の点を確認しておく。

・仕事の種類、質、責任などは男女で異なっている。

・原因となるストレスは男女で異なる。つまり、男性は仕事の遂行能力、責任の大きさ、収入などがストレスの決定因子であるのに対し、女性は職場での対人関係、家庭の状況、家庭を含む生活全体に不安があるか否かがストレスと関係する。

　上記から、ストレスの原因には性差があることがわかる。

　就労男性にストレスの有無を尋ねると、8割程度が何らかのストレスを感じており、そのうち、かなりの割合で睡眠障害がみられる。 しかし男性の多くは、ストレスによる症状を周囲に訴えることが少なく、健康状態の関心度は低い。

　また、ストレスに関する症状にも性差がみられる。 女性はPMS/PMDD、うつ状態、不安などの精神症状、頭痛、背部痛、肩こりなどさまざまな不定愁訴を訴えることが多い。 一方、男性はストレスと関連する症状は女性ほど多くはないが、循環器、消化器、アレルギー症状などがよくみられる。また、前兆となる症状を訴えることなく、いきなり重度のうつ病を発症することがある[97]。 以上のことから、男性はストレスに関連する症状の閾値が高いのか、または男性はからだの不調を訴えることを恥と思い、それを周囲に発信しないのかもしれない。 そのことで、かなり病状が進行して気付かれることが多い。 一方、女性はストレスに起因した症状が現れやすく、そのことで周囲が気付き、手助けが得られやすいともいえる。 これは女性の生物学的役割に鑑み、からだのしくみとして刷り込まれているものだろう。

## PMS/PMDDへのフェミニストの視点

　PMS/PMDDは女性の生理と直結するものであり、その扱いはジェンダー間の公平性、平等性といった観点から、きわめてデリケートな問題を含んでいる。このため、フェミニストのグループからしばしばPMS/PMDDに関する懸念が発せられている。

　例えば、多くの女性が周期的にかつ年間の20〜30%に相当する期間に精神に不調をきたし、この期間は犯罪を犯すリスクも高まるというのは女性にとって大変屈辱であり、女性への差別感情を引き起こしかねないといった主張で

ある。また、女性の特質ともいえる気分や行動の変動、身体状況を無理やり病気として扱うことは、男性の横暴であって、現代版ヒステリーになりかねないとの解釈もある。さらに、夫から妻への暴力も、PMS/PMDDのための狂気じみた行為を抑えるためであるという口実を与えることにもなるといったおそれも生じる。

逆に女性の目からみれば、男性の言動にも女性にとって不可解なことが多々あるだろう。例えば、血気盛ん、闘争心が強い、易怒性などの性格傾向である。これらの性格は、周囲に不快感を与え、社会秩序を乱すことにもなりかねないが、本人が苦しまないため、一般にはPMS/PMDDと異なり病的状態とみなされることはない。

女性のみがPMS/PMDDといった疾患名を冠せられるのは、性差別であるといった声も上がっている。もちろん、男性特有の性格傾向が行き過ぎて、犯罪を構成する要件を満たせば、司直の裁きに委ねることになるが、それでも病気と扱われることはまずない。また、女性が男性と伍して社会で活躍するうえで、周期的にPMS/PMDDで仕事効率が低下するという見方は、女性全体にとってマイナスのイメージとなりうる。PMS/PMDDと同様なことが月経困難症（月経の痛みが耐え難い状態で日常の生活や仕事に支障をきたす）にもあてはまるはずである。声の大きいフェミニストグループは、本来、女性の生理と関連するものが病気、あるいは仕事をするうえでハンディキャップとみなすことは、女性への差別であると主張している。しかしこのようなフェミニストグループの見解は、女性の人権擁護団体を含む多くの女性から支持されているわけではない。

## PMS/PMDDの正しい認識を

フェミニストグループの指摘のように、PMS/PMDDという状態を正式に病気として公認すると、男女の心身の違いを強調することになり、ともすれば女性の劣性を公に周知しかねないという懸念も否定はできない。だが、**PMS/PMDDの症状で日常性を乱される女性は限られており、変動があるとはいえ全体として男性より精神が不安定であるといったことは決してない。**むしろ一般には、男性のほうが激昂しやすく、衝動的な行動が目立つ。家庭内暴力の加害者も男性のほうが多い。この意味では男性のほうが社会的には問題となることが多い。

女性が犯罪にかかわる時期は月経前に偏ることがわかってきたが、特に反社会的な行動に関しては、全体としては一般に男性のほうが多数占めていることはすでに述べたとおりである。しかし、このような**男女間で優位性を競うような議論は、皮相かつ不毛なレトリックに堕する**ことになる。**PMS/PMDDの存在は、生物学的にみたジェンダーの差異・特性の一端に関するものであり**、このような男女の特色、差異の結果人類が現在あるようなかたちに進化を遂げてきた。　男女の違いを両性が冷静かつ公正に理解しないと、今後の人類の存続・繁栄も望みえない。

　また**PMS/PMDDは、本人の生活習慣や不摂生から生じた病気ではなく、女性の生理的特質と直結する状態であることを、悩んでいる本人とその周囲の者たちは理解することがきわめて重要である。**　それによって家族や職場の上司、同僚の支援が得られ、本人も前向きに社会とかかわることが可能となる。

　PMS/PMDDに対して、症候群(syndrome)、または疾患(disorder)とよぶのは医療が手を差し伸べるための便法であることは既述した。**PMS/PMDDを"病気"とみなすことは、女性の幸福のみならず、家族や社会にとってもメリットがあるとの考えのもと、不本意ながら"病気"扱いにしている**のである。このような文脈でPMS/PMDDを理解すべきであり、それを女性の弱点、劣性などとみなすことは的外れな議論である。

　**女性が月経前につらくなるのは、女性の生理と関連する変調であり、きわめて自然な自己表出である。**　こうした変調は体力・気力の限界を超えて仕事をしている結果であり、この状態が続くと心身のさらなる不調をきたしかねないという警鐘と捉えるべきである。　このような状態にある女性に対しては、家族・上司などはその背景をよく考え、それを取り除く、あるいはそれに対して共感・理解を示すことが先決であり、このことはきわめて有効な"治療法"にもなりうる。

　これと関連して、一方では、特定の症状があればPMD/PMDDという診断を下し、安易に薬物療法を行うことで真の問題点を糊塗してしまうおそれがある。つまり、**ガイドラインに沿った治療を画一的に行うことは、個々の女性の性格的、社会的背景を突き止める機会を奪うことにもなりかねない。**

　**PMS/PMDDは女性特有の生理に基づいた苦悩であり、それが女性性そのものといっても大きな間違いではない。**　むしろ、それを**率直に男女双方が受け入れて、正しく理解することに努めるべきである。**そのような努力を怠って、PMS/PMDDは正常の状態ではなく、うつ病に準じた精神疾患というレッテ

ルを貼り、単に治療の対象とするだけでは、真の意味での男女の公平性が維持できず、そのつけは社会全体が被ることになるであろう。

## PMS/PMDDへの産婦人科医の役割

PMS/PMDDでつらい思いをしている女性は、月経との関連に気付けば、産婦人科を受診することが多い。PMS/PMDDの発症には、卵巣由来のホルモンが密接にかかわっているが、女性特有のホルモンの分泌動態を把握できる専門医師は、産婦人科医以外には少ない。また多くの産婦人科医は、PMS/PMDDに関する基礎知識をもち、適切に対応できる状況にある。特に、治療法としてホルモン製剤が繁用されており、その使い方は産婦人科医以外の医師にとっては不慣れである。また、**PMS/PMDDは妊娠、産後、閉経期といった女性のライフサイクルに応じてさまざまな問題を呈することが多いため、女性の生涯にわたる切れ目のない、かつ、きめ細かなヘルスケアを維持するという視点をもつ必要がある。**女性にとっての"かかりつけ医師"が担当するのが望ましく、わが国では産婦人科医がそのような役割を担っている。

診療の現場では、苦しさを訴えてくる女性に出会うと、とりあえず苦痛をとり除いてあげたいと考えがちである。しかし、丁寧に女性の訴えを聞いたうえで、多くの女性が同様の症状で悩んでいるということを説明するだけでも安心することもある。ただし、正確な診断のためには成育歴、性格、家庭や仕事の状況を可能な限り聴取することが重要である。また、**少なくとも精神疾患との鑑別ができる程度の精神科の基礎知識は要求される**であろう。

**治療に際しては、さまざまな生活指導を必要に応じて行うべきであり、診断がついたならば硬直的に薬物療法に移行するというのは必ずしもベストな方法ではない。**つまり、よく言われる「**人を診ずして病を診てはいけない**」ということは、特にPMS/PMDDの診療において大切なことである。

─────第7章─────

# PMS/PMDDの対処法
# および医学的治療

# PMS/PMDDの対処法および医学的治療

## 日常生活による生活改善策

　PMSの知識がないゆえに、不安や身体症状が増強してしまうことがある。つまり、**PMSの症状は心因的な側面もあり、非薬物療法が奏効する余地がある。**PMSの重症型であるPMDDでさえも偽薬の効果が40％程度にみられる[98]。そのため、PMSの治療はできれば薬物療法に頼らない方法で経過をみたい。ただし、**自殺念慮などがみられるPMDDに対しては薬物療法が優先される。**

### PMS症状を呈する女性に対する対応

　まず程度の差こそあれ、女性の半数以上が**月経前にイライラなどの精神不安定、抑うつ気分などを経験することは、卵巣が正常に機能しているためである**ということを説明する。女性の身体は、そのように作られているということを理解し、特有な症状がいつ起こり、いつ消失するかをあらかじめ知ることでかなり不安が軽減し、しだいにその対処法を身に付けるようになる。また、**同じように悩んでいる女性は大変多いということをよく説明し、通常は放置してもしだいに悪化するような状態ではなく、心配な病気が潜んでいることはないといったことを理解してもらう。**さらに、本人の訴える症状がどのようなものであろうとも、**先入観をもたずにそれを真摯に受け止め、共感的な態度をとる**ことが肝心である。

### ストレスの軽減させることが重要

　PMS/PMDDは、職場のストレス、職責が大きい、自分でコントロールできない仕事に就いていることなどで増悪する。そのため、職場や家庭でのス

トレスをできるだけ減らすように努めることが重要である。しかし、仕事を減らすことや、責任の少ない仕事に移ることは実際には容易ではない。そこで、仕事を続けながら、以下のようなストレスを軽減する方法を身に付けることを勧める。

例えば、エアロビクス、ヨガ、水泳、ランニング、自転車などの運動は、脳内のオピオイドなどの神経伝達物質の産生を高めることでストレスを軽くし、気分を快適にする効果が期待できる。本格的な運動が無理な場合は、1日30分間程度の歩行でも症状の改善がみられる。できれば、速足での歩行が効果的である。なお運動は、症状がない時期も含めて、規則的に行う必要がある。**運動は代表的なオピオイドであるエンドルフィンを分泌させ、気分を明るくする効果がある。**

運動以外にも深呼吸、マッサージ、マインドフルネス（瞑想の一種）、友人との会話などで心身をリラックスさせることも有効である。趣味に関心を向けることで気分転換を図ることも意味がある。PMS/PMDD の女性は睡眠のリズムが乱れがちであり、**規則的な睡眠**を習慣づけることが勧められる。アルコール類やカフェインは控えめにし、喫煙習慣のある女性は**禁煙**する。

## 運動と PMS/PMDD

適度な運動は PMS/PMDD の症状を改善する。例えば、エアロビクス、水泳、速足歩行、ジョギング、自転車、ヨガなどは PMS/PMDD によるさまざまな症状を軽減させる。PMS/PMDD の症状が強いときにも、可能な限り運動を継続するとよい。

**運動によって脳内のエンドルフィン分泌が高まる。**エンドルフィンは痛みに対する感受性を低下させ、不安を減じる作用がある。その結果、抑うつ状態を改善させることができる。また **PMS/PMDD では、ストレス状態で分泌される副腎皮質ホルモンであるコルチゾールの分泌が高まる傾向があるが、運動によりコルチゾール分泌が低下するため、このことも PMS/PMDD の症状緩和に役立っている。**

**適度な運動は、特に黄体期のエストロゲンやプロゲステロンの分泌を低下させる**ことが知られており、これが PMS/PMDD 症状の軽減と関係している可能性もある。なお、適度な運動は月経周期や排卵には影響しないと報告されている[99, 100]）。

適度な運動は、PMS/PMDDの治療法となりうるが、逆に**激しい運動は PMS/PMDDのリスクを高める可能性がある**。 過ぎたるは及ばざるがごとしということである。

一般にアスリートと称せられる女性では、PMS/PMDDの頻度が高いといわれている。特に競合的なスポーツにかかわる女性では、PMS/PMDDの頻度が高くなるという調査結果がある。運動の激しさ、継続期間はPMS/PMDDと相関があり[101]、これがPMS/PMDDと運動との関係がまちまちである理由の一因と考えられている。

PMS/PMDDのあるアスリートでは、競技のパフォーマンスが低下するという報告もある。さらに、スポーツによる骨折のリスクを高める可能性も指摘されている[102]。

激しい運動を行っている女性は、初経が遅れがちとなったり、いったん起こった月経が消失したりする。 これは激しい運動のために皮下脂肪が蓄積しないこと、精神的なストレスにさらされることなどが原因とされている。このような状態では、当然PMS/PMDDは生じないが、卵巣由来のホルモンの欠落や低栄養状態によるからだの障害、さらに骨折しやすくなるなどの別な問題を生じることになる。

# 食事・栄養による対処法

### カルシウム

**PMSにみられる不安や抑うつは、カルシウムの低下症状と似ており、PMS例では血中のカルシウム濃度が低めという報告がある**。PMSは低カルシウム血症であるというのは言い過ぎであるが、カルシウムの摂取はこれらの精神症状以外に、むくみや特定の食物への渇望、痛みなどの症状に効果的なこともある[103]。日本人の1日の平均カルシウム摂取量は450〜550mgと推定されており、**PMS/PMDDの症状軽減には通常の2倍量のカルシウムを摂る必要がある**。カルシウムの豊富な食品は、牛乳やチーズなどの乳製品、魚介類、緑色野菜、海藻、大豆製品、ナッツなどである。**1日のカルシウムの摂取量が600mg以上だと、それ以下と比較してPMS、またはPMS様の症状が軽い**。

### マグネシウム

カルシウムとともに**マグネシウム**も、PMSとの関連が知られている。 マグ

ネシウムは魚介類、大豆製品、穀類(シリアル)、ほうれん草などの野菜、ナッツなどに多く含まれている。 1日の摂取量は250～300 mg程度が推奨されている。

## 鉄・亜鉛

その他のミネラルに関しては、鉄や亜鉛を十分に摂ることでPMSの予防効果があるようだ。**鉄はセロトニンの合成に関係している**。鉄にはヘム鉄と非ヘム鉄があるが、後者のほうがPMSの予防効果が高いといわれている。 なお、非ヘム鉄はひじき、ホウレンソウ、小松菜、油揚げ、卵黄などに比較的多く含まれる。

## ビタミンD

**PMS例では、血中のビタミンD濃度が低下傾向にある**という調査結果がある。ビタミンDの不足がPMSの原因とは断定しがたいが、その補充はPMSの症状を緩和するという報告がある[104]。 ビタミンDはカルシウムの吸収を助けるとともにそれ自体にPMSの改善効果があるといわれている[103]。ビタミンDは鮭、マグロ、マッシュルーム、卵などに比較的多い。

## ビタミンB6、ビタミンE

**ビタミンB6は、セロトニンやドーパミンなどの神経伝達物質の産生に関与する**ビタミンである。ビタミンB6にもPMSの症状を改善させる効果があるようだ。 PMSの改善には1日80 mgのビタミンB6の摂取が必要とされている。ビタミンB6に加え、黄体期に1日400 IUの**ビタミンE**の摂取が有効であるという報告もある。

## 糖質

PMS/PMDDで悩む女性は、月経前に甘い物、例えばキャンデー、チョコレート、スナック、炭水化物などを特に欲する。これらに含まれる糖質はセロトニン分泌を一時的に高める効果があるが、すぐに元の状態に戻る。 一方、**豆類、野菜、玄米など精白されていない穀物などは多種類の糖質を含み、効果が持続する**ので症状が安定する。

### 食生活での留意点

さらに、食欲が抑えられないときには果物やヨーグルトなどを摂る、水を飲む、ガムをかむなどを試してほしい。特にPMDDでは、**セロトニン作用が減弱しているので、セロトニンなどの脳内神経伝達物質の前駆物質となるトリプトファンの摂取量を増やすために高蛋白食が勧められる。** また下腹部の膨満感やむくみがあるときには塩分摂取を控えたほうがよい。全体として繊維成分に富んだ食品、野菜、果物などを積極的に摂ることを心がけていただきたい。

### 食生活を含む複合的な対処が必要

以上述べたように、多くのミネラルやビタミンがPMSの症状やリスクと関連している。大事なことは、バランスのとれた食生活ということになる。食生活は民族、地域、個々人により異なっているため、一般論として特定のミネラルやビタミンを補充さえすれば確実に効果が期待できるというわけではない。また、せわしない生活を強いられている現代女性にとってバランスのとれた健康的な食生活を実行することは容易ではない。ましてPMS/PMDDで悩む女性は、特にゆとりのない生活をしていることが多く、食事指導は難しいのが実情である。**多忙、ストレス、食事の偏りなどが複合的にPMS/PMDDの発症にかかわっている**と推察できる。

以上まとめると、**PMS/PMDDに対する正しい知識を得て、規則的な生活習慣、ストレスの回避、気分転換、カルシウム、ビタミンなどの栄養補給を心がける。** これらで改善が不十分な場合は、以下に記述する薬物療法に移行する。

## 薬物療法

PMS/PMDDは原因が解明されておらず、特有の症状のうちのいくつかが特定の時期に発現すればPMS/PMDDということになる。**病因、病態は個人差があり、そのため、単一の薬剤がすべてのPMS/PMDDに有効ということはない。** しかも、これほど偽薬が効果的な疾患は稀有であり、偽薬以上の効果を発揮する薬剤ということになると、高い奏効率が望まれる。実際には、厳密な臨床試験を実施しない限り有効性を実証することはできない。 しかしPMS

は症候群であり、単一な疾患ではない。 したがって、それらを一括して臨床試験を実施することには無理がある。 それゆえ、**現在PMS/PMDDで使用されている多くの薬剤が保険適応外であるため、あらかじめ了承を得ておく必要がある。**

**PMS/PMDDの症状はその発現時期から判断して、卵巣の働きと密接に関連すると推定されることから、卵巣由来のホルモン（エストロゲン、プロゲステロン）の作用を変えるような治療法が主体となる。** また、病態にセロトニンのような神経伝達物質の関与も指摘されており、その作用を調節する抗うつ薬などの向精神薬を用いることがある。

薬物療法を行うか否かの判断は、症状やQOLの程度、薬剤の効果・副作用などをよく理解したうえで本人の選択による。 また薬物療法が有効であっても、複数の症状のうち改善する症状と変化がみられない症状もある。 つまり、**症状により発症メカニズムが異なっている可能性がある。** すべての症状が改善することが理想ではあるが、**現状では、最も悩ましい症状を標的とした治療を行うことになる。**

## プロゲステロン療法

歴史的には、PMS/PMDDはプロゲステロンの不足が原因とされた時期があった。 そのため、プロゲステロンを補充する治療法は1990年代まで英国を中心として広く用いられていた。 なお、プロゲステロンは経口での投与は難しく、膣剤または坐剤として投与された。 しかし、**PMS/PMDDではプロゲステロンの低下は認められず、プロゲステロン療法を正当化する根拠がない。** 実際にプロゲステロン療法には一定した効果は認められず、しばしば増悪させることもある。なお、プロゲステロン療法の評価が難しいのは、**生理的濃度を超えたプロゲステロンは、中枢に対して卵巣機能を刺激するホルモン（ゴナドトロピン）の分泌を抑えてしまい（ネガティブフィードバック、p.122参照）、その結果、内因性のエストロゲンとプロゲステロン分泌を抑制する可能性があることである。**

一般にホルモンの作用は薬として投与されたホルモン薬と、からだが作る（内因性）ホルモンとの総和で決まる。 上述のように**プロゲステロン投与時には、内因性のエストロゲンとプロゲステロンの分泌量は低下することがある。** しかしその程度はプロゲステロンの投与量、投与ルートなどにより異なるだろう。このことがプロゲステロン療法の効果や副作用がまちまちである理由の

一つと思われる。

## エストロゲン療法

　**PMS/PMDDの内分泌学的治療手段の基本原則は、月経周期における生理的なホルモン変動を変化させることである。**

　最初に思いつくこととして、排卵を抑制する程度のエストロゲンを投与することである。**事実、エストロゲン製剤の投与はPMS/PMDDの症状軽減に有効である。しかし、長期使用すると子宮内膜を肥厚（長期的にこの状態が続くと子宮内膜がんのリスクが高まる）させるため、長期間の投与が可能であることが条件となるPMS/PMDDの治療薬としては不適切である。** しかも、排卵抑制効果が不確実なため、妊娠を希望しない場合には、避妊手段を講じなければならない。

　最近、子宮内黄体ホルモン放出システム（レボノルゲストレル放出子宮内システム、p.122参照）が利用できるようになってきた。 エストロゲンとプロゲスチンの合剤が無効なPMS/PMDDに対して、排卵を抑制する程度のエストロゲン製剤と子宮内黄体ホルモン放出システムを併用することも一つの選択肢となりうる。**この場合、子宮内膜への影響を考慮することなくエストロゲン薬を長期間投与することが可能となる。** 子宮内黄体ホルモン放出システムは、ときにPMS様の症状をもたらすことがあるが、徐々に軽減する。 なお、**子宮摘出した女性でPMS/PMDD症状を訴える場合は、エストロゲン単剤（経口・経皮）が有効である。**

　**エストロゲン療法で注意すべきことは、排卵を抑制するほどの用量では、静脈血栓症のリスクが高まる**という点である。

## エストロゲン／プロゲスチン合剤

　排卵の抑制がPMS/PMDDに効果的であるが、その方法として**経口避妊薬（oral contraceptives；OC)**が最も広く用いられている。 現在繁用されている経口避妊薬は、排卵を抑えるための最少必要量のホルモン含有量となっており、いわゆる「低用量ピル」とよばれているものである。なお現在、低用量ピルはOCとほぼ同義となっているため、以下、低用量ピルをOCと表現する。

　OCを服用している女性では、月経痛が和らぎ、月経の量が減るが、それ以外にPMS/PMDDまたはそれと類似の症状が軽減していることが多い。 また、OCは安全性に関するデータの蓄積が最も多い薬剤であり、その意味でも使い

やすい。 なお、OCはうつ症状が前面に出ているPMS/PMDDには比較的効果が乏しいといわれているが、うつ症状が著しいPMDDにも有効なこともある[105]。

プロゲスチンとしてドロスピレノン、レボノルゲストレルなどを含有するOCは、PMDDにも有効とされている。 ただし、ほかのプロゲスチンを含むOCと比較して、効果に違いがあるかは明らかでない。 なお、**OCに含まれるプロゲスチンの種類によっては、まったくPMS様症状がない女性が服用すると、PMS様症状が出現することもある。** なぜならば、プロゲスチンはプロゲステロンに近い作用を有するからである。 一般に、OCはPMS/PMDDの症状を軽減するが、逆にまったく症状がない女性には、軽度のPMS症状を起こすことがある。

診療の現場では、避妊目的以外の効果を期待してOCを用いることも多い。この場合は、わが国ではOCといわずに**低用量エストロゲン・プロゲスチン配合薬(low dose estrogen-progestin；LEP)**(p.122参照)とよばれることが多い。 つまり、**同じ製剤でも、その使用目的により「OC」とよぶか、「LEP」とよぶか**ということである。以下、OCとLEPを総称して「OC/LEP」と表現する。

### ●OC/LEPの投与法

OC/LEPを周期的に投与する場合は、用量を変えない、2段階で変更する、3段階で変更する投与法があり、それぞれ**単相性(monophasic)、二相性(biphasic)、三相性(triphasic)**といわれる。なお、LEPとして用いる場合には単相性が用いられている。PMS/PMDDの改善効果に関しては、いずれが望ましいかといったデータはない[106]。

OC/LEPは、**周期的な投与方法**と**連続的に投与する方法**がある。 周期的投与とは4週間を1周期とし、休薬期間(最後の4日間または7日間)を設けることで休薬期間に定期的に出血を起こす。 一方、持続投与とは3〜4カ月ホルモン薬を連続的に投与し、その間は周期的な出血をみない。 どちらを選択するかは本人の好みにもよる。 **PMSの治療には、連続投与が好まれるようになりつつある。 その理由として、連続投与の方が症状の改善が優れていること、月経に伴う煩わしさがないこと、また望まない妊娠例は長期投与ではほとんどみられないといったことが挙げられる。**ただし、連続投与の最初の3カ月間は破綻出血(不規則な少量の出血)が比較的多いが、その後は減少する。

### ●ドロスピレノン配合OC/LEP

OC/LEP製剤に含まれるプロゲスチンは、製剤により異なっている。 プロゲスチンとしてドロスピレノンが含まれているOC/LEP(ヤーズ配合錠剤)は、

PMS/PMDDに対する有効性が実証されており、米国のFDAがPMSに有効であることを承認している唯一のOC/LEPである。特に、**腹部膨満感、乳房痛、抑うつ、イライラなどの症状に有効である**ことが示されている。PMS例の48％において明らかな症状改善がみられた（偽薬は36％）という調査結果がある。本剤に含有されるプロゲスチンは抗ミネラルコルチコイド作用（抗アルドステロン作用）と抗アンドロゲン（男性ホルモン）作用を有するが、このような作用がむくみ、体重増加、攻撃性、イライラなどの症状の改善に寄与している可能性がある。なお、ドロスピレノン含有OC/LEP製剤のPMS/PMDDに対する効果は、ほかのOC/LEP製剤と比較して優っているか否かに関しての結論は得られていない。

　**ドロスピレノン含有OC/LEPは24日服用、4日（24/4型）休薬のレジメである。**それをほかのOC/LEPと同様に21/7型にした場合は、有効性が減じるという報告がある[107]。ただし、21/7型ではエストロゲン（エチニルエストラジオール）も24/4型の20μgから30μgに増量している。休薬期間が短いほう（24/4型）が、卵巣の抑制がより確実なのかもしれない。あるいは、エストロゲン含量が多いと、レニン–アンジオテンシン–アルドステロン系が刺激され、PMS症状を引き起こす可能性がある。

　プロゲスチンとして、ドロスピレノン以外にレボノルゲストレルやデソゲストレル含有OCもPMSに対する有効性が示されている。しかし、**PMSの多様な各症状への改善度はプロゲスチン製剤により異なる可能性があり、最も悩ましい症状を考慮し、個別的に製剤を選択するのもよいだろう。**

### ●静脈血栓塞栓症

　**OC/LEP製剤の副作用として最も注意すべきものは、静脈血栓塞栓症である。**血栓の発生部位により、足（下腿）のむくみ・痛み・発赤、胸痛・息切れ、頭痛、手足の麻痺、言語障害、視力障害などの症状がみられる。それ以外に吐き気、頭痛、乳房痛、不規則な出血などがある。特に、**肥満、喫煙者、40歳以上、片頭痛、長時間の安静、静脈血栓塞栓症の既往がある場合などは、静脈血栓塞栓症のリスクが高まるので投与を控える。**

　アメリカでは、静脈血栓塞栓症のリスクを考慮して、PMS/PMDDの治療を目的としたOC/LEP製剤の使用を原則として認めていない。唯一プロゲスチンとしてドロスピレノンを含むOC/LEP製剤を、同時に避妊を希望するPMDD女性のみに限定して認可している。つまり、PMS/PMDDにOC/LEP製剤を処方するハードルは大変高くなっている。

　しかし、わが国では重篤な副作用である静脈血栓塞栓症の頻度は、欧米と異なり比較的低い。そのため、有効性のほうがリスクを上回っていると判断される場合は、PMS/PMDDの症状緩和の目的でOC/LEP製剤はしばしば用いられる。しかし、再三述べてきたが、**PMSに対しては偽薬もある程度有効である。したがって、軽症のPMSにOC/LEP製剤を投与することは慎重であるべきだという考えもある**[108]。

## プロゲスチン製剤：ノルエチステロン

　プロゲスチン製剤は、1990年代の英国ではPMSに対して最も頻用された薬剤である。しかし、**現在プロゲスチンは、プロゲステロン製剤と同様にPMSに有効であるというコンセンサスは得られていない。ただし、例外として第1世代のプロゲスチンであるノルエチステロン（norethisterone）、別名ノルエチンドロン（norethindrone）はPMSの改善効果があり、比較的安全に投与できるという報告がある**。ノルエチステロンの筋注は、OCより有効性が高いという報告もある[109]。経口薬でも同様の効果が期待できる[110]。

　なぜ、ノルエチステロンはPMSに有効なのだろうか。ノルエチステロンはプロゲステロン作用以外に男性ホルモン作用がある。また、投与されたノルエチステロンの一部は、低用量ピルに含まれる強力なエストロゲンであるエチニルエストラジオールに転換される。このようなユニークなプロゲスチンであることが、PMSへの治療効果と関係しているのかもしれない。ほかのプロゲスチンであるメドロキシプロゲステロン（medroxyprogesterone acetate）がむしろPMS症状を誘発する、あるいは増悪させることから、プロゲスチンのなかでもノルエチステロンの特有な薬理・生物作用がPMSの改善効果と関係しているのだろう。

　ノルエチステロンがPMSの治療に有効であるといえども、閉経後の女性に生体内でノルエチステロンに転換される薬剤（ノルエチステロンのプロドラッグ）を投与すると、PMS症状をもたらすことがある[111]。つまり、**PMS症状をまったく欠く女性に投与すると、ノルエチステロンが有するプロゲステロンが作用しPMS症状を起こすのだろう。しかし、PMS症状が強い女性に投与すると、PMS症状を完全に消去させることはないが、相対的にPMS症状を軽減させることになる。**

　英国では、ノルエチステロン以外のプロゲスチンとして、ディドロゲステロン（dydrogesterone）、レボノルゲストレルなどもPMSの治療薬として承

認されている[112]。　種々のプロゲスチン含有低用量ピルを避妊目的で投与した場合は、気分の変化はほとんどみられない、あるいはやや改善するという結果であり、プロゲスチン製剤による差異はみられない[113]。　しかし、PMS/PMDDに対するプロゲスチンの単剤投与となると、OC/LEPとして用いる場合より増量することが多く、それによる副作用が問題となるだろう。この場合、排卵抑制の確実性という観点からもノルエチステロンが優れていると思われる。

### ダナゾール

　男性ホルモンの誘導体で、子宮内膜症の治療に使用されるダナゾールも排卵を抑制するので、**適応外使用**ではあるが有効な治療法となりうる[114]。**ダナゾールに関しては、卵巣機能の抑制効果は用量依存性である。 子宮内膜症の治療で処方される投与量の1/4（100 mg/日）、または1/8（100 mg/2日）程度では必ずしも排卵を抑制しないが、プロゲステロンの分泌量を低下させ、PMS/PMDD症状の改善が期待できる。** また、ダナゾールには弱い男性ホルモン作用があり、このことでエストロゲン作用を部分的に相殺することが、PMS/PMDDの症状を和らげている可能性がある。ただし、**ダナゾールには体重増加、ニキビ、筋肉量の増加などの副作用がある。 このためドーピング禁止リストに入っており、アスリートへの投与には気を付ける必要がある。** しかし、100 mg/日の投与では副作用は問題となることは少なく、長期投与も可能である。

　ダナゾールの服用で月経が不規則となる、あるいは少量ではあるが、しばしば不規則な出血をみることがある。しかし、投与期間が長期化すると出血の頻度が低下する。

　ダナゾールに関する以上のような問題点を十分に説明し、同意が得られればOC/LEPの代替として慎重に投与してもよい。特に、OC/LEPなどが無効な難治性のPMS、抗うつ薬が使いにくいPMDDなどに限定して試みてもよい。なお、**ダナゾールは胎児への影響は否定できず、投与中は避妊を勧める。**

### GnRHアゴニスト

　PMS/PMDDは、閉経女性にはみられない。つまり、薬剤で卵巣機能を低下させ、あたかも閉経女性と同じようなホルモン環境を作ればPMS/PMDDの症状は軽快する。そこで、人工的に閉経状態を作り出す方法として、ゴナドト

ロピン放出ホルモンアゴニスト（GnRHアゴニスト＝GnRH作動薬）の投与が
ある。ただし、エストロゲンの低下が更年期障害と同様な症状、例えば、のぼせ、
発汗、イライラなどをもたらすことがある。ときに、うつ状態となることがあり、
QOLは必ずしも改善しない。さらに、**エストロゲンの低下で最も問題なのは
骨量が低下する（骨粗鬆症のリスクが高まる）ことであり、半年以上にわたっ
て治療を継続できない**。これを克服するために、少量のエストロゲンとプロゲ
スチンを補充する方法があるが、これによってPMS/PMDDが再燃すること
もあり、さじ加減が難しい。

　さらに、**保険診療には該当しないため、高度なPMS/PMDD例で、OC/
LEPや後述する向精神薬などが無効の場合に限り試みられる治療法**である。
なお、GnRHアゴニストはPMS/PMDDの症状を確実に抑制する。そのため、
治療目的としてではなく、PMS/PMDDの確定診断のため3カ月以内に限定し
て使用することがある。なお、診断的投与の目的では、GnRHアゴニストの
代わりに**GnRHアンタゴニスト（GnRH拮抗薬）**（p.123参照）でも代替可能であ
る。ただし、GnRHアンタゴニストは長期使用には向いていない。

## SSRI

　PMDDに対する選択的セロトニン再取り込み阻害薬（selective serotonin
reuptake inhibitors；SSRI）の有効性は確立されており、アメリカでは第一
選択肢の薬物となっており、60〜90％に有効である。SSRIは、単独投与また
はOC/LEPと併用することもある。SSRIは精神的、身体的症状のいずれに対
しても効果的である。個人差はあるが、比較的少量のSSRIで治療効果がみら
れる。投与後速やかに（3日以内）効果がみられる。早い場合は、後数時間で症
状が改善したという報告もある。

　一般にPMS/PMDDの症状は、月経が開始すると速やかに改善する。このこ
とから、PMS/PMDDにおいては、脳内の特定の化学物質の消長と症状の有
無が密接に関連していると思われる。一方、うつ病の場合はSSRI服用後1〜
2週間ほど経過しないと効果がみられない。さらに、**PMDDに伴ううつ症状
には、SSRI以外の抗うつ薬は反応性が劣る**。このことから、**PMDDに伴うう
つ状態は、精神疾患としてのうつ病の病態とは異なっている可能性がある**。

　SSRI処方時には、吐気、眠気、便秘、疲労感、性欲低下などの副作用を説
明する必要がある。またSSRIの投与法は、**①持続的に投与する、②持続投与
で特に黄体期に増量する、③黄体期に限定して投与する**、などがある。いず

れかがよいかに関するコンセンサスはない。 うつ病が背景にある場合は持続投与が、うつ病が存在しない場合はまず黄体期に限定した投与を試みてもよい。黄体期に投与を開始するといっても、いつから黄体期に入るかに関しては、本人は判断しづらい。そこで症状が出てからSSRIの投与を行ってもよい。

### ●SSRI処方の注意点

SSRIが有効か否かは、少なくとも2周期使用して判断する。また各種SSRIのうちで、どれが最も有効かといったデータはない。したがって、いくつかのSSRIを服用して、最も有効なものを探す必要がある。なお、**PMDDの診断基準を満たさなくても、不安や気分の落ち込みが前面に出ているPMSに対しても、SSRIが有効なことがある**[115]。 **PMSに対しては黄体期に限定した投与が勧められる。** しかし症例によっては、効果は不十分でむしろ眠気、めまい、食欲不振などの副作用が苦痛となることもある。

SSRIは、うつなどの精神症状には効果があるが、身体症状に関してはOC/LEP製剤のほうがより有効である。 注意すべきこととして、**PMDDに対してホルモン療法とSSRIを併用投与した場合、ホルモン薬により症状が軽減すると、SSRIの副作用のほうが強く出てしまうこともある。**

**双極性障害（躁うつ病）でも月経前に増悪することがある。** このような女性にSSRIを投与すると、逆に躁状態になりやすいので注意が必要である。

また、SSRIでPMDDが軽快しても、中止すると再燃することが多い。SSRIにはいくつかの種類があるが、効果が不十分ならば別のSSRIに切り替える。

SSRIのPMDDに対する効果は、直接脳内のセロトニン作用を増強することが挙げられる。 それ以外に、SSRIが卵巣機能を変化させることで、PMS/PMDDの改善をもたらすことも考えられる[116]。また、SSRIがプロラクチンというホルモン分泌を刺激することが関係している可能性がある。 例えば、パロキセチン、セルトラリンなどのSSRIは各々ドーパミン、ノルエピネフリンの分泌を促す。 このことにより、プロラクチンの分泌が刺激されると考えられる[117, 118]。その結果、卵巣機能が抑制されることでPMS/PMDDの症状が軽減する可能性もある。

SSRIのなかで、セルトラリン（25〜100mg/日）、パロキセチン（12.5〜50mg/日）などはアメリカではFDAの承認を受けている。 なお、SSRIを長期間使用した後に急に中断すると、消退に伴う症状（離脱症候群）、例えば、胃腸症状、頭痛、不安、疲労感、めまい、睡眠障害などを呈するため、漸減する必要がある。 また、**SSRIは児への影響が否定できず、妊娠を希望している**

**女性には投与を控える。**

SSRI 以外に、SNRI(セロトニン・ノルアドレナリン再取り込み阻害薬)でも同様な効果が期待できる[119]。 しかしセロトニン系への影響が少ない抗うつ薬のひとつであるノルアドレナリン再吸収阻害薬の効果は劣るようだ[120]。 この事実からも、PMS/PMDD の病態にはセロトニンの関与がうかがえる。

SSRI は、未成年者から 25 歳未満の比較的若年者に投与された場合は、自殺のリスクが高まるといわれている。 したがって、**思春期の PMS/PMDD に対してはエストロゲン/プロゲスチン合剤などのホルモン療法を優先し、SSRI は慎重に投与する**[121]。

## 補助的な薬物療法

不安が強い PMS/PMDD では、抗不安薬である**ベンゾジアゼピン**などを用いることもある。しかし、長期の使用で耐性、身体依存などが問題となるので注意が必要である。難治性の PMDD に対しては、SSRI 以外の抗うつ薬や他の向精神薬も試みられているが、その効果に関するエビデンスは得られていない。**非ステロイド性消炎鎮痛薬(NSAIDs)** などは、高度な疼痛を訴える PMS/PMDD に用いることがある。 しかし、長期間の服用を強いられるので、胃粘膜のびらんや潰瘍、胃腸管出血といった副作用への注意も必要である。 むくみがひどい PMS では、**利尿薬(スピロノラクトン;抗アルドステロン薬)** が投与されることがある。 しかし、わが国では浮腫が前面に出る PMS はきわめてまれである。

### 漢方・サプリメント

漢方療法として、**当帰芍薬散、桂枝茯苓丸、加味逍遥散、桃核承気湯、女神散、抑肝散、五苓散**などが用いられる。 一部の女性では漢方薬が著効を示すことがある。

漢方以外にも、さまざまなサプリメントが推奨されている。例えば、**大豆イソフラボン**などの植物エストロゲンが試みられている。 イソフラボンは PMS の症状のなかで、特に乳房痛、腹痛、むくみなどの身体症状に効果的だが、精神症状には影響しないという報告がある[122]。 なおイソフラボンは、月経周期依存性に内因性のエストロゲン作用を強めたり、弱めたりすることで効果を発揮する可能性がある。

第1章
第2章
第3章
第4章
第5章
第6章
第7章

欧米では、セントジョーンズワート(セイヨウオトギリソウ)というハーブ製剤の一種が、軽いうつ病に有効と考えられており、PMS/PMDDにも用いられることがある。しかし、きちんとしたエビデンスはなく、しかもめまい、頭痛、疲労感、日光過敏症などの副作用がある。

## 精神療法

　認知行動療法、精神分析療法などの精神療法は、精神症状が強いPMS/PMDDに対して有効かもしれないが、効果に関するデータは少ない。 特に、二重盲検で有効性を確認することは不可能である。 認知行動療法はSSRIと併用して行われることもある。 SSRIのみの治療よりも認知行動療法を併用したほうが、長期的な改善が期待できる。

　問題となる点は、精神療法に費やす時間、比較的高いコストなどである。加えて、精神療法を実施できる施設は限られている。 これらのことが精神療法の普及を阻んでいる。

## 手術療法

　いかなる薬物療法が奏効しない場合の究極の治療は、**子宮摘出と両側付属期切除、あるいは子宮を摘出して排卵を抑制するため、エストロゲン投与する**という手段もありうる。 あらかじめ、**GnRHアゴニスト療法が有効であることが確認され、そのほかのあらゆる治療に抵抗する難治性のPMS/PMDDで、挙児希望がない40代の女性に限定される**[123]。特に、プロゲスチンを用いることができない**プロゲステロン過敏症**などが手術療法の適応となるだろう。

　このような特殊な事例を除くと、実際に手術療法が選択されることはきわめて例外的といえる。

# 現代女性に脈々と引き継がれているPMS/PMDD
## 【その生物学的意義】
### —まとめとして—

　一般に、うつ病などの精神疾患、高度ストレスや心身の疲弊、低栄養状態などでは、月経不順や無月経となる。これは妊娠すると母児に危険が及ぶため、生体はあらかじめ卵巣機能を抑制し、妊娠を妨げている。つまり、妊娠、出産が順調に進行しないことが予想されるような時は、自然の安全弁が働いて妊娠が阻止される。一方、PMS/PMDDは本人にはたいへんつらい状態ではあるが、卵巣機能は障害されていない。むしろ卵巣機能は完調といってよい。つまり、当人はPMS/PMDDでいかに苦しい思いをしても、からだは妊娠可能な状態と判断していることになる。もちろんPMS/PMDDで苦しむのは、月経周期の後半に限られており、しかも妊娠の成立には関係しない期間に相当する。

　もしPMSに遺伝的要因があるとしたら、社会的な適応を困難にするような遺伝子が淘汰されることなく、なぜ現代まで保持されてきたのだろうか。おそらく、PMSは女性にとってはなはだ不快ではあるが、何らかの生物学的意義があると考えた方が自然である。ここでいう生物学的意義とは、文明化される以前に自然と一体となって生活していた時代における種としてのヒトの維持、繁栄といった観点からの話である。ここでの議論は、現代社会における倫理、道徳、ヒューマニズム、社会規範などとは無縁のものであることをお断りしたい。

　本来、男女が接する生物学的意義は生殖にある。言い換えると、好むと好まざるにかかわらず、ヒトは子どもができるような心とからだになるような遺伝子が刷り込まれている。このことは、どうあがいても生物としての避け得ぬ本性である。PMSもそのような文脈で捉えようとする試みがある。以下、あくまでも仮説ではあるが、PMSの生物学的意義に関しての解釈を紹介する。

## 1）妊娠の成立を助ける

　女性は通常月経開始後約2週間後に排卵日を迎え、この周辺が受胎可能日となる。受精が成立したら、排卵日から約7日後に受精卵は子宮に到着し、その壁に付着して胎芽（胎児になる前段階であり、形態的にまだ胎児の形をとっていない）としての発育を開始する。これを着床といい、いわば妊娠の成立といえる。

　妊娠の初期は、妊娠が順調に進むかどうか不安定な時期である。胎芽の発育にとっては、母体が無理をしないことが望ましい。一方、PMSの症状は着床の前後で出現し活動度は低下する。そのため、結果として無茶な行動や生活を避けることになる。眠くなることも妊娠成立に好都合かもしれない。また、食欲増加も皮下脂肪を蓄えることで妊娠胎児の発育を促すことになる。PMSは女性にとってはつらいことであるが、結果として妊娠が順調に進行することに寄与することになる。

## 2）生涯の出産数を高める

　女性が妊娠可能な時期は排卵前の3〜4日と、排卵後の1日である。つまり排卵期を除けば生殖のチャンスはない。一方、生殖に結びつかない男女の関係は、外敵からの襲撃、性感染症などのリスクを伴い、生殖効率の低下につながる。このため、排卵後には女性をブルーな状態にさせ、性的行動を抑制しているという解釈もある。

## 3）子作りのためのパートナーを選別する

　人類はほかの動物と同様に、その繁殖効率の高さで種としての繁栄を遂げてきた。また狩猟採集時代には十分な食料はなく、基本的には慢性的に低栄養であり、そのため初経年齢が高かった。また生殖年に達すると、その後の人生のほとんどは妊娠、育児（授乳）で費やされ、生涯に経験する月経は20回程度しかなかった。その結果、PMSを経験することはむしろまれであった。

　さて、有史以前の女性は妊娠が成立しない期間が続くとPMSを反復し、パートナーに攻撃的になる（PMSのイライラはパートナーに向けられることが多い）ことで、2人の関係が破綻し、新たなパートナーとの出会いのチャンスが増すことになる。つまり、女性がPMSを経験するということは、子作りという意味での男女の相性が良くないので、その関係を解消させ、新たなチャンスを得る契機となる。

## 4）子育てに協力的なパートナーを識別する

　人類は基本的には一夫一婦制である。頼りがいのある男性がずっとそばにいてくれることは、女性の生活や育児にとって大いに助かる。そのため、信頼できる誠実な男性を選ぶことは女性にとって重要な問題である。もし、女性が元気ではつらつとしている時のみならず、PMS様の状態で落ち込んでいる時にも、寛大に包容力をもって接してくれる男性ならば、将来の伴侶としての条件を満たしていることになる。つまり、PMSで苦しむ女性を優しく見守ってくれる男性か否かは、ふさわしい夫であるか否かの試金石となりうる。

　以上は、あくまでも仮説で実証困難ではあるが、われわれのからだの仕組みには非合理的なものはなく、何らかの目的があったものと考えたい。もし、PMSに生物学的意義があるとしたら、これらを疾患として扱うことには疑義が生じる。なぜならば、疾患とは例外なく、個体の生存に不利益、またはそれを脅かし、かつ生殖効率を妨げるものであるからである。

　ただし、現代に生きる女性の生活が近代以前の生活と一変してしまったために、以前のような生物学的意義は消失したが、からだの仕組みだけは脈々と引き継がれ、そのため、現代女性に苦痛を強いているとも解釈できる。

# 用語解説

# 用 語 解 説

## 月経周期

　生殖年齢にある多くの女性は、28～30日の間隔で月経をみる。これを「月経周期」という。月経と月経のほぼ中間の時期に排卵（卵巣から卵が放出される）が起こる。排卵すると、平熱の範囲ではあるが体温は上昇し、その状態は月経が開始するまで持続する。体温の上昇は0.3～0.5℃程度である。月経から排卵までの時期は比較的低い体温（低温相）であり、排卵後から月経に至る時期（約14日間）はわずかではあるが体温は上昇している（高温相）。毎朝、覚醒時に安静な状態で体温を計測し、連続的に記録したものを「基礎体温（表）」という。それにより排卵や妊娠の有無がわかる。なお、男性の体温は女性の低温相に相当する。

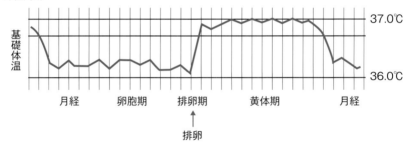

月経周期

## 月経周期と卵巣：卵胞期と黄体期

　月経が開始してから排卵までの時期は、卵巣内で未熟な卵が排卵に向けて次第に発育する。卵は、多数の細胞（顆粒膜細胞）に囲まれて卵巣内に存在している。卵とそれを取り囲む顆粒膜細胞は球形な構造をとっており、これを「卵胞」という。卵を排出した後に、卵胞は黄体という組織に変化し、次の月経がくるまで存在しホルモンを分泌している。

　排卵を境として、卵巣内では卵胞が黄体に変わるため、月経周期の前半を卵胞期、後半を「黄体期」とよぶ。なお卵胞からはエストロゲンというホルモンが、黄体からはエストロゲンとともにプロゲステロン（「黄体ホルモン」ともいう）が分泌される。プロゲステロンは体温上昇作用があり、プロゲステロンが分泌されている時期が高温相ということになる。つまり、低温相、高温相は各々卵胞期、黄体期に対応する。妊娠

が成立すると、妊娠初期には黄体組織は維持され、活発なホルモン分泌を行っている。

**月経周期におけるホルモン変動ー卵胞期と黄体期ー**

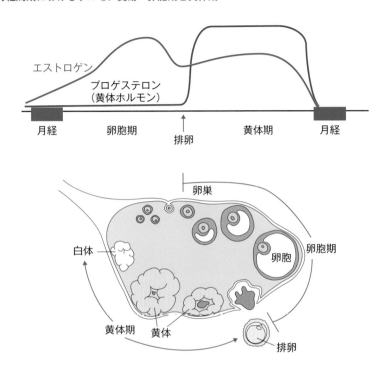

## 月経周期と子宮内膜：増殖期と分泌期

　子宮の内側の上方は卵管と、下方は子宮頸部を通じて腟とつながっている。 子宮の大部分は筋肉でできているが、内側は子宮内膜という粘膜で覆われている。「月経」とは子宮内膜が剥がれ、それが血液とともに排出されたものである。卵胞期にはエストロゲンの作用で子宮内膜の細胞は増えて、子宮内膜組織は厚みを増してくる。 排卵後にはエストロゲンとともにプロゲステロンが分泌され、その刺激で子宮内膜は増殖を止めて、受精した卵を受け入れて、そこで卵が発生、発育できるような環境を提供する。排卵前の子宮内膜を増殖期、排卵後の子宮内膜を「分泌期」という。それぞれ卵巣からみた卵胞期、黄体期に相当する。 なお、受精卵が卵管を経て子宮に運ばれ、分泌期にある子宮内膜と接触して発育を開始することを「着床」という。着床は、排卵後6〜9日後に相当する。

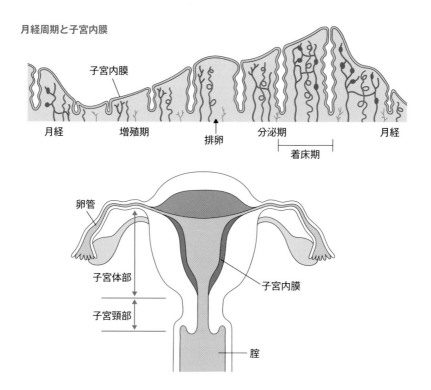

月経周期と子宮内膜

子宮内膜

月経　　　　増殖期　　　　　排卵　　　　分泌期　　　　　月経

着床期

卵管

子宮体部

子宮頸部

子宮内膜

腟

## プロゲステロン

　排卵後（黄体期）の卵巣内に存在する黄体が分泌するホルモンである。 なお、黄体はプロゲステロンとともにエストロゲンも分泌する。 プロゲステロンは卵巣以外に、わずかではあるが副腎からも分泌される。

　プロゲステロンは生理的には単独で作用することはなく、必ずエストロゲンと協調的に作用している。あらかじめエストロゲンが作用していないとプロゲステロンは十分な作用を発揮できない。 プロゲステロンは子宮内膜に作用して受精卵の子宮内膜への着床、発育を可能にする。 プロゲステロンは子宮内膜以外にも全身の代謝などに影響し、妊娠を手助けするような働きをする。

　妊娠が成立しないと黄体は自然と崩壊し、その結果、月経が起こる（排卵の約2週間後）。 もし妊娠が成立すると黄体は数カ月間維持され、プロゲステロンを分泌し続ける。妊娠が継続すると、胎盤を構成する絨毛細胞がプロゲステロンを分泌するようになる。なお、胎盤の形成にもプロゲステロンが必要である。このように、妊娠中には常に高濃度のプロゲステロンが分泌されている。

　プロゲステロンとは、本来「妊娠を支えるホルモン」という意味である。 プロゲステロンが分泌されているときは妊娠の可能性がある、または妊娠している時期とい

える。妊娠中にプロゲステロンの作用を打ち消すような薬剤を投与すると直ちに妊娠は終了し、流産、早産という結果になる。 なお、思春期前、授乳中、閉経以降などには排卵は起こらず、プロゲステロン濃度は低値となる。

プロゲステロン

## エストロゲン

　エストロゲンは主に卵巣の卵胞に存在する顆粒膜細胞でつくられる。 思春期に先立ち分泌され、女性らしい体型をつくり、子宮、腟、乳房などの発育を促す。エストロゲンが分泌されないと月経は起こらず、妊娠、出産などに中心的な役割を演じるホルモンである。エストロゲンとは共通の生物作用をもつ化学物質の総称であり、代表的なエストロゲンは17-βエストラジオールである。

　月経時には、血中エストロゲン濃度は低く、排卵に向けて増加し、排卵直前にピークを形成する。排卵後にはプロゲステロンとともに黄体から分泌される。妊娠が成立しないと排卵後2週間以内に黄体は退縮し、エストロゲンとプロゲステロン分泌が低下する。このことで子宮内膜は子宮内面から剥がれ、月経として排出される。

　メスの動物ではエストロゲンは発情の引き金となることから、「発情ホルモン」といわれる。エストロゲンは俗称として女性ホルモンとして知られている。なお「女性ホルモン」と言った場合は、エストロゲンとともに卵巣から分泌されるプロゲステロンも含めることがある。

エストラジオール

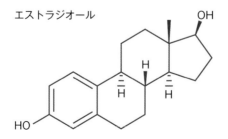

## ホルモン

　特定の組織、臓器で産生され、血液を介して他の組織、臓器に作用する物質である。そのことで各組織や臓器の機能を調節し、成長、発達、代謝、生殖機能、精神機能、恒常性の維持などに関与する。代表的なホルモン産生臓器として、甲状腺、膵臓、副腎、卵巣、精巣などがある。

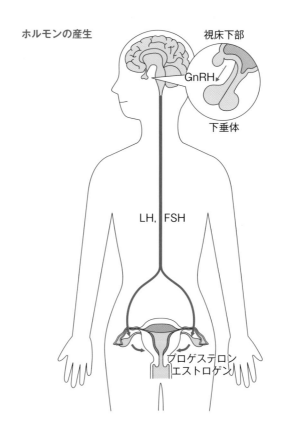

ホルモンの産生

視床下部

GnRH

下垂体

LH, FSH

プロゲステロン
エストロゲン

## 月経困難症

　女性の60〜80%は、月経時にさまざまな程度の下腹痛、腰痛、頭痛、乳房痛、吐き気などを自覚し、まったく症状がないほうがめずらしい。このなかで、月経時に下腹痛、腰痛など骨盤を中心とした耐え難い疼痛が出現し、そのため、日常生活や就労に支障をきたす状態を「月経困難症」とよび、医学的治療の対象となる。

## ホルモン受容体

　各ホルモンは特定の細胞に作用することで作用を発揮する。 ホルモンが生理作用を発現するためには、当該ホルモンに特異的に結合する分子が細胞に存在することが必要条件となる。この分子を「受容体」とよぶ。一般的には、あるホルモンが作用するか否かは、当該ホルモンの受容体に有無で決まる。また、あるホルモンの受容体は、原則として他のホルモンとは反応しない。

## 性ステロイドホルモン

　エストロゲンとプロゲステロンは卵巣が分泌する代表的なホルモンである。 一方、精巣からはテストステロン(代表的な男性ホルモン)が分泌される。しかし、女性においてもテストステロンが、男性においてもエストロゲンは存在している。エストロゲン、プロゲステロン、テストステロンなどはいずれも生殖機能を調節し、しかもステロイド骨格(炭素6原子から成る環状構造3個と炭素5原子からなる環境構造1個を含む化学構造)をもった有機化学物質であることから、「性ステロイドホルモン」と総称される。

## 経口避妊薬

　経口避妊薬とは人工合成されたエストロゲン薬とプロゲステロン薬の合剤であり、その投与により排卵が抑えられるため、避妊薬とし広く用いられている。現在、避妊効果を発揮する最少量の薬剤が使われており、これを「低用量ピル」という。 ホルモン量を少なくしたことで、避妊効果を損なわずに副作用を軽減できる。低用量ピルは避妊効果以外に、月経痛を和らげ経血量を減らす効果もある。 さらに、月経痛や不妊症の原因となる疾患である子宮内膜症の進行を防ぎ、症状を緩和させる。そのため、現在月経痛や月経痛で悩む子宮内膜症などの治療薬としても処方されている。 低用量ピルを服用すると、PMSの症状は軽減することが多い。 しかしPMSがない女性が服用すると、ときにPMSと類似した症状が出現することがある

## 神経伝達物質と選択的セロトニン再取り込み阻害薬 (selective serotonin reuptake inhibitors；SSRI)

　神経組織において、神経細胞同士は神経末端でシナプスという隙間を介してお互いに情報を交換している。 ある神経細胞から化学物質がシナプスに放出され、その化学物質を介して別の神経細胞に情報が伝達される。 シナプスに分泌され神経細胞の情報を伝達する化学物質「神経伝達物質」という。 神経伝達物質は100種類以上知られている。

セロトニンは代表的な神経伝達物質であり、その作用が不足することが、うつ病の原因のひとつと考えられている。神経末端から分泌されたセロトニンの一部は、神経末端に再度取り込まれる。SSRI薬はセロトニンが再度取り込まれることを抑えることで、シナプスにおけるセロトニン濃度を高めセロトニン作用を増強する。これによりうつ病の改善が期待できる。

**SSRI のしくみ**

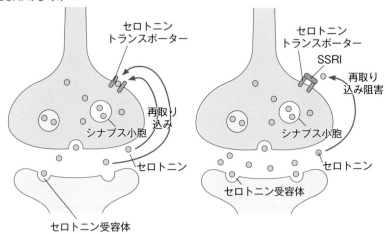

## 子宮内膜症

子宮内膜症は、子宮の内側を覆っている組織である子宮内膜と似た組織が、本来存在する場所以外で発育する病気である。発生部位は卵巣、卵管、子宮の周囲、お腹の中を覆っている腹膜、腸、膀胱などである。症状としては、月経痛、排便痛、慢性の下腹痛、腰痛などが主なものである。また性交痛もみられ、不妊の原因ともなる。子宮内膜症は月経のある時期にみられるもので、約10％の女性に存在する。子宮内膜症の発生、進行にはエストロゲンの作用が関係する。したがって、思春期前、閉経後に発生することはなく、閉経後にはそれまで存在していた病変は退縮する。

## 子宮筋腫

子宮の大部分は平滑筋という筋組織が占めている。そこから発生する良性腫瘍が子宮筋腫であり、30～40代の女性の20～40％に存在する。症状は月経量が増える、月経の期間が長引くといったことが最も多く、その結果、貧血になることがある。また他腹痛、腰痛、下腹部が張るといった訴えもある。ある程度の大きさに達すると、お腹の上から硬くてでこぼこした塊をふれる、お腹が膨らんでくる、尿が近くなるといった症状が出現する。

## マタニティー・ブルーズ

　産後数日後から数週間程度にわたり不安、気分の不安定、イライラ、涙もろくなる、睡眠障害などといった症状がみられる状態をいう。もし、日常の生活を妨げるような程度であったり、2週間以上続くようならば、「産後うつ病」が疑われる。

## 遊離のエストロゲン

　血中に存在しているエストロゲンの代表的なものは、エストラジオールである。エストラジオールの大部分は蛋白質（性ホルモン結合グロブリンやアルブミン）と結合している。エストロゲンと結合している蛋白としては、アルブミンのほうが性ホルモン結合グロブリンより若干多い。たった2%程度が蛋白質と結合せずに存在しており、これを「遊離のエストロゲン」とよぶ。エストロゲンとしての活性をもつのは、遊離のエストロゲンとアルブミンと結合しているエストロゲンである。

## プロラクチン

　脳の下垂体から分泌されるホルモンで、母乳をつくる作用がある。このホルモンが異常に高くなると月経がなくなったり、妊娠や授乳と関係なくお乳が出るようになる。ストレスでも軽度上昇することがある。

## アルドステロン

　副腎から分泌されるホルモンで、血液中のナトリウムを保持することで血液量を増やす。その結果、血圧が上昇する。

## レニン−アンジオテンシン−アルドステロン系（レニン−アンジオテンシン系）

　血圧、血中の電解質（ナトリウム、カリウムなど）の濃度、循環血液量などを調節する機能システムであり、腎臓、肝臓、副腎などの複数の臓器が関与している。まず腎臓でつくられたレニン（酵素）は、肝臓でつくられるアンジオテンシン（ホルモン）の前駆物質をアンジオテンシンに転換する。アンジオテンシンは血管を収縮させ血圧を上げる。アンジオテンシンはさらに副腎に作用し、アルドステロン（ホルモン）の分泌を促す。アルドステロンは腎に働いて、血中のナトリウムを増やし、循環血液量を増やす。アルドステロン作用が十分になるとレニンの分泌は低下する。なお、アルドステロンの作用が強過ぎると、高血圧や体液量（体内に存在する水分量）の増加を起こす。

## アロプレグナノロン

　血液中、脳内に存在するプロゲステロンの分解代謝産物である。脳内で多様な働きをする神経伝達物質である、γ-アミノ酪酸（GABA）と似たような作用を有する。例えば、ストレスに対する応答、うつ状態、不安、攻撃性、記憶や学習などへの関与が推定されている。

アロプレグナノロン

## 神経活性ステロイド

　「神経ステロイド」ともよばれ、脳の神経細胞の機能を活性化する作用を有するステロイド骨格をもった物質をさす。脳内で産生されるものと、脳以外の場所で作られ脳に到達するものとがある。アロプレグナノロンは代表的な神経活性ステロイドである。

## セロトニン

　脳内、消化管などに広く存在している生理活性物質であり、必須アミノ酸のトリプトファンから合成される。脳内においては、神経伝達物質として作用し、感情、運動、睡眠、食欲などと関係する。脳内でのセロトニン作用が減弱すると、不安、うつ、不眠などを引き起こす。抗うつ薬の多くは脳内のセロトニン作用を高めるような作用を有する。

## オピオイド

　オピウム（アヘン）とはケシの実から採取される果汁を乾燥させたものであり、いわゆる「麻薬」といわれるものである。主成分はアルカロイド（自然界に存在し窒素を含有する有機化合物）であり、オピエート（opiate）とよばれる。オピエートやそれをもとにして作られた物質を「オピオイド」とよぶ。

　オピオイドには、ケシの実から半合成（自然界にある物質を用いて化学的に新たな物質を生成する）されたモルヒネ、ヘロインなどと、完全に人口合成されたフェンタニル、メサドンなどがある。さらに、体内でもモルヒネと似た物質が産生され（内因性のオピオイド）、代表的なものはエンドルフィン、エンケファリンなどである。

　オピオイドには鎮痛、陶酔などの作用がある。また依存性があり、反復して投与された後に減量または断薬すると嘔吐、下痢、低血圧、けいれんなどの離脱症状を起こす。

## エンドルフィン

　オピオイドの一種で、モルヒネと似た作用をもつ内因性のオピオイドである。下垂体でつくられペプチド構造（アミノ酸からなる化合物）を有する。エンドルフィンにはα、β、γの3種類が知られている。多彩な生理作用が知られている。例えば、鎮痛や多幸感をもたらすといった作用に加え、記憶、認知機能などにも関係する。エンドルフィンは脳内のオピオイド受容体と結合することで作用を発揮する。麻薬の一種であるモルヒネもオピオイド受容体と結合することで薬理作用を発揮する。なお、モルヒネの元になる自然界に存在するアルカロイドと、体内で作られるエンドルフィン（ペプチド）という構造が異なる物質が、いずれもオピオイド受容体に結合して類似の作用を発揮するということは大変興味深い。

## 性ホルモン結合グロブリン
## (sex hormone- binding globulin；SHBG)

　主に肝臓で作られる蛋白質であり、エストロゲンや男性ホルモン（主にテストステロン）と結合する蛋白質である。血中のSHBG濃度が増加すると、蛋白質と結合していないエストロゲンや男性ホルモンの比率が相対的に低下し、これらのホルモン作用は低下する。

## ストレス

　われわれは日常生活において、学業、仕事、家事、人間関係、経済状態などで常に苦痛、不安、怒りなどを経験している。このような外部環境からの不快な刺激を「ストレス」とよぶ。われわれのからだは、自身の心身の健康を保つために種々のストレスに巧みに反応している。しかし、ときに対応能力を越えてしまうことがある。そのことでうつ病、不安神経症などの精神疾患を発症することになる。

## ストレスホルモン：アドレナリン、副腎皮質ホルモン（コルチゾール）

　ストレスに遭遇すると、生体にはそれによる有害な影響をできるだけ少なくして、心身のバランスをくずさないような仕組みを備えている。そのひとつとしてホルモンを分泌している。ストレスに反応して分泌されるホルモンは「ストレスホルモン」ともいわれている。代表的なストレスホルモンとして、アドレナリン（アメリカではノルエピネフリンと呼ぶ）と副腎皮質ホルモン（コルチゾール）がある。これらのホルモンは、腎臓の上にある副腎という臓器から分泌される。

　アドレナリンは心拍数や血圧を高め、エネルギーを放出することで、非常事態を瞬時に乗り切ることを可能な状態にさせる。一方、副腎皮質ホルモンは炎症の抑制、免疫反応、炭水化物や蛋白質の代謝、電解質の調節などに関係する。副腎皮質ホルモンはこれらの多彩な作用を通じて、ストレスにより一時的に乱れたからだの調節系を正常な状態を取り戻そうとしている。ストレスが一過性であるときには、ストレスホルモンの働きにより、その悪影響を免れることが多い。この場合は、ストレスホルモンの分泌も短時間に限られている。

　しかしストレスは長期化することがある。例えば、家事、育児、介護、仕事などの負荷か重なり、いずれも中途半端になって常にイライラしてしまう、職場におけるセクハラ、パワハラで心身が疲弊することなどによる。このような場合は、ストレスホルモンは持続的に分泌され、そのことがかえってストレスによる悪影響を助長させることになる。その結果、睡眠障害、頭痛、うつ状態、高血圧、糖尿病、胃潰瘍、免疫機能の低下などを惹き起こすことになる。

## ストレスホルモンの調節系−視床下部−下垂体−副腎系

　からだがストレスを感じると、副腎皮質幌門やアドレナリンなどのストレスホルモンの放出が亢進する。このメカニズムとして、脳の視床下部という領域からCRHというホルモンが分泌され下垂体に作用する。すると下垂体は副腎を刺激するホルモン（ACTH）を血中に放出し、副腎皮質ホルモンの分泌を促す。このように脳（視床下部）、下垂体、副腎という部位が順次刺激され、副腎皮質ホルモンが分泌される。副腎皮質ホルモンの血中濃度が高まると脳（視床下部）からのCRHの分泌が低下して、副腎皮質ホルモンの血中濃度は元に戻る。

　なおストレスに際して、視床下部はCRHを分泌する以外に、交感神経系の働きを高める。この結果、副腎からアドレナリンが分泌される。なお、副腎皮質ホルモン自体もアドレナリン分泌を高める作用がある。

## 自律神経系

　心臓、肺、肝臓、膵臓、消化器内臓、血管、生殖器官、分泌腺など生体の諸機能

を調節している神経系であり、心拍数、呼吸数、体温、血管、腸の蠕動運動、排便・排尿、性機能などを調節している。　なお、自律神経系を制御中枢は脳内の視床下部という領域であり、視床下部は意欲や感情などの影響を受けている。

　自律神経系は交感神経系と副交感神経系とからなり、両者は特定の臓器・器官に対して拮抗的に作用することが多い。　一般に、活動時には交感神経系が優位となり、休息時や睡眠時には副交感神経系の活性が高まる。　健康的な生活を送っている場合は、両者のバランスよく保たれている。しかし、不安・緊張の高まりや過労などで心身にストレスが加わると、交感神経系の活動が高まり、その結果、交感神経系と副交感神経系のバランスがくずれて、さまざまな症状を呈する。これらは自律神経の失調によるもので、「自律神経失調症状」といわれる。具体的には、動悸、のぼせ、過呼吸、不整脈、頭痛、肩こり、めまい、不眠、手足のしびれなどのいわゆる不定愁訴にあたる。これ以外に、消化器症状として腹痛、便秘、下痢などもみられる。

　なお、自律神経系は直接的には意志とは無関係に機能することから「不随意神経系、あるいは植物神経系」ともよばれる。　しかし、個人の意思で活動するか（交感神経系が活性化）、休息をとるか（副交感神経系が活性化）により影響を受けることになる。

## 交感神経系と副交感神経系の作用

　自律神経系は交感神経系と副交感神経系から成り立っている。　両者は各臓器、器官に対して相反するように作用している。　例えば、交感神経系は血管系に作用して脈拍や血圧を増やし、副交感神経は脈拍、血圧を減らすように作用する。　一般に昼間活動しているとき（心身が緊張した状態）には交感神経系が優位となり、心身が休んでいる夜間や睡眠中、食事中、育児などに従事しているときには副交感神経系が活発となる。なお例外として、生殖行動の際は両者が刺激されている。両者の活性のバランスがよく保たれていることが健康維持に必要である。

## 更年期障害

　卵巣機能の低下（エストロゲンの低下）などによりもたらされる症候群で、熱感（のぼせ・顔面紅潮＝ホットフラッシュ）、発汗、冷え性、動悸などの自律神経の失調症状、抑うつ、精神不安定、記憶力減退などの精神症状、肩こり、関節痛、腰痛などの運動器症状などが特徴的な症状である。

## ホルモン補充療法

　卵巣機能の欠落に伴う更年期障害、膣粘膜の萎縮、骨量の低下などの予防・治療の目的でエストロゲンを補充することをさす。この場合のエストロゲンの作用の程度は、月経が規則的にみられた時期よりもやや低いレベルとする。なお子宮が存在する

場合は、エストロゲンとともにプロゲスチンを併用する。このことで、子宮に対する有害作用（子宮内膜癌の発生リスクが高まる）の発生が免れる。

## ヒステリー

　医学に関する知見がほとんどなかったギリシャ時代に、主として心や精神の関する女性のさまざまな状態を「ヒステリー」として記述したことにさかのぼる。 ヒステリーとは子宮を意味することばであり、当時女性の病気の原因を子宮に求めたことによる。 この概念が20世紀前半まで医学用語として広く認められてきたことが、精神医学の進歩を拒んできた。現在は正式な医学用語として用いられることはなく、過剰で制御し難い言動、感情などを非論理的に批判する際などに使われている。

## ネガティブフィードバック

　からだは基本的にはある変化が生じた場合は、その変化を打ち消すように反応する。例えば血糖値が上昇すれば、インスリンが分泌されて血糖値が下がる。ホルモンに関しては、エストロゲンやプロゲステロンの作用が強まると、性機能中枢（視床下部・下垂体系）はこれらのホルモンを下げるように反応する。このような仕組みを「ネガティブフィードバック（negative feedback）」という。

## 子宮内黄体ホルモン放出システム

　子宮内に黄体ホルモン製剤（レボノルゲストレル）を含有した器具を長期間挿入し、そこから合成黄体ホルモンホルモン（プロゲスチン）であるレボノルゲストレルが持続的に子宮内局所に放出される。 その結果、低用量ピルと似た効果（避妊、経血量の減少、月経痛の軽減など）が期待できる。 しかし、低用量ピルと異なり排卵の抑制効果は弱い。子宮内膜は持続的にプロゲステロンが作用した状態となり、薄くなる。

## 低用量エストロゲン・プロゲスチン配合薬 (low dose estrogen-progestin；LEP)

　経口避妊薬（OC）には避妊目的以外の副効用がある。 例えば、月経痛の軽減、経血量の現象、PMSの軽減などがある。これらの効果を期待してOCを用いることも多い。この場合は、わが国ではOCといわずに「低用量エストロゲン・プロゲスチン配合薬（low dose estrogen-progestin；LEP）」とよばれることが多い。このような背景の一つとして、OCは文字通り避妊を目的としたもので、自費診療となる。 一方、月経困難症などは疾患であり、その治療は保険診療として扱われる。 月経困難症の治療薬として承認されている薬剤は、避妊薬とみなすことはできず、「低用量エストロゲン・

プロゲスチン配合薬」とよぶようにしている。しかし世界的には、低用量OCとして統一的に扱われていることが多い。

## GnRHアゴニストとGnRHアンタゴニスト

　下垂体は脳の基底部にあるトルコ鞍に収まっている内分泌器官で、卵巣を刺激するホルモンであるゴナドトロピン（卵胞刺激ホルモン；FSHと黄体化ホルモン；LH）などを分泌する。卵巣はもっぱらゴナドトロピンに依存して機能している。ゴナドトロピンは視床下部から放出されるホルモンにより産生・分泌が調節されている。この視床下部から出るホルモンはゴナドトロピン放出ホルモン（gonadotropin-releasing hormone；GnRH）であり、10個のアミノ酸からなるペプチドである。人工的に合成された化合物で、ゴナドトロピン分泌を刺激する作用をもつ物質は「GnRHアゴニスト（GnRH作動薬）」とよばれる。

　GnRHアゴニストを投与すると、一過性にゴナドトロピン分泌は刺激されるが、その後持続的にゴナドトロピン分泌は抑制される。このため、卵巣機能を抑制することで症状の改善が図れるような疾患に使用されている。卵巣機能を抑制するということは、人工的に閉経した状態にさせるということになり、投与を中止すれば卵巣機能は回復する。

　一方、投与直後から終始ゴナドトロピンの分泌を抑制する合成物質は「GnRHアンタゴニスト（GnRH拮抗薬）」とよばれる。GnRHアゴニストと同様、卵巣機能を抑制することで治療効果が得られる状態に用いられている。

　なお、アゴニスト、アンタゴニストを含め、体内に存在する物質を一部修飾した化合物を「アナログ」とよぶ。

# 参考文献

1) Chung SH, et al: Premenstrual syndrome and premenstrual dysphoric disorder in perimenopausal women.J Menopausal Med 2014; 20: 69-74.

2) LiRC, et al: Progesterone hypersensitivity. Curr Allegy Asthma Rep 2018; 18: 1. Doi: 10.1007/s11882-018-0758-x.)。

3) Zettenmark S, et al: Hormonal contraception increases the risk of psychotropic drug use in adolescent girls but not in adults: A pharmacoepidemiological study on 800000 Swedish women. PLoS One 2018; 13: e0194773.

4) Hoyer J, et al: Menstrual cycle phase modulates emotional conflict processing in women with and without premenstrual syndrome(PMS)-A pilot study. PLoS One 2013; 8: e59780.

5) Freeman EW, et al: Premenstrual dysphoric disorder: recognition and treatment, Prim Care Companion. J Clin Psychiatry 2003; 5: 30-9.

6) Perkonigg A, et al: Risk factors for premenstrual dysphoric disorder in a community sample of young women: the role of traumatic events and posttraumatic stress disorder. J Clin Psychiatry 2004; 65: 1314-22.

7) Berthone-Johnson ER, et al: Early life emotional, physical, and sexual abuse and the development of premenstrual syndrome: A longitudinal study. J Women's Health 2014; 23: 729-39.

8) Kuczmierczyk AR, et al: Perception of family and work environments in women with premenstrual syndrome. J Psychosom Res 1992; 36: 787-95.

9) Fernandez MDM, et al: Premenstrual syndrome and alcohol consumption: a systematic review and meta-analysis. MBJ Open 2018; 16: e019490.

10) Schmidt PJ, et al: Premenstrual Dysphoric Disorder Symptoms Following Ovarian Suppression: Triggered by Change in Ovarian Steroid Levels But Not Continuous Stable Levels Am J Psychiatry 2017; 174: 980-9.

11) Thys-Jacobs S, et al: Differences in free estradiol and sex hormone-binding globulin in women with and without premenstrual dysphoric disorder.J Clin Endocrinol Metab 2008; 93: 96-102.

12) Yen Ju-Yu, et al: Early- and late- luteal-phase estrogen and progesterone levels of women with premenstrual dysphoric disorder. Int J Environ Res Public Health 2019; 16: 4352.

13) El-Lithy A, et al: Effect of aerobic exercise on premenstrual symptoms, haematological and hormonal parameters in young women. J Obstet Gynecol 2015; 35: 389-392.

14) Lurie S, et al: The premenstrual syndrome. Obstet Gyencol Surv 1990; 45: 220-8.

15) Dennerstein L, et al: A population-based survey of Asian women's experience of premenstrual symptoms. Menopause Int 2010; 16: 139-45.

16) Quinkler M, et al: Agonistic and antagonisticproperties of progesteron metabolites at the human mineralcorticoid receptor.Eur Endocrinol 2002; 146: 789-99.

17) Szmuilowicz ED, et al: Relationship between aldosterone and progesterone in the human menstrual cycle. The J Clin Endocrinol Metab 2006; 91: 3981-7.

18) Katz FH, et al: Plasma aldosterone and renin activity during the menstrual cycle. J Clin Endocrinol Metab 1972; 34: 819-21.

19) Rosenfeld R, et al: Hormonal and volume dysregulation in women with premenstrual syndrome. Hypertension 2008; 51: 1225-30.

20) Schmidt PJ, et al: Lack of effect of induced menses on symptoms in women with premenstrual syndrome. N Engl J Med 1991; 324; 1174-9.

21) Graham CA, et al: A prospective treatment study of premenstrual symptoms using a triphasic oral contraceptive. J Psychosom Res 1992; 36: 257-66.

22) Ko CH, et al: Gonadotrophic hormone and reinforcement sensitivity systems in women with menstrual dysphoric disorder. Psychiatry Clin Neurosci 2014; 68: 785-94.

23) Gulinello M, et al: Anxiogenic effects of neurosteroid exposure: sex differences and altered GABAA

receptor pharmacology in adult rats. J Pharmacol Exo Ther 2003; 305: 541-8.

24) Martinez PE, et al: 5 α -reductase inhibition prevents the luteal phase increase in plasma allopregnanolone levels and mitigates symptoms in women with premenstrual dysphoric disorder. Neuropsychopharmacology 2016; 41: 1093-102.

25) Bixo M, et al: Treatment of premenstrual dysphoric disorder with GABAA receptor antagonist Sepranolone (UC1010)- A randomized controlled trial. Psychoneuroendocrinology 2017; 80: 46-55.

26) Freeman EW, et al: Allopregnanolone levels and symptom improvement in severe premenstrual syndrome. J Clin Psychopharmacol 2002; 22: 516-20.

27) Timby E, et al: Women with premenstrual dysphoric disorder have altered sensitivity to allopregnanolone over the menstrual cycle compared with controls- a pilot study. Psychopharmacology 2016; 233: 2109-17.

28) Bäckström T, et al: Allopregnanolone and mood disorders. Prog Neurobiol 2014; 113: 88-94.

29) Mellor DJ, et al: The importance of "awareness" for understanding fetal pain. Brain Res Rev 2005 ; 49 : 455-71.

30) Rapkin AJ, et al: Pathophysiology of premenstrual syndrome and premenstrual dysphoric disorder. Menopause Int 2012; 18: 52-9.

31) Halbreich U, et al: Altered serotonergic activity in women with dysphoric premenstrual syndromes. Int J Psychiatry Med 1993; 23: 1-27.

32) Menkes DB, et al: Acute tryptophan depletion aggravates premenstrual syndrome. Affect Disord 1994 ; 32: 37-44.

33) Roca CA, et al: Effects of metergoline on symptoms in women with premenstrual dysphoric disorder. Am J Psychiatry 2002; 159: 1876-81.

34) Rapkin AJ, et al: Decreased central opioid activity in premenstrual syndrome: luteinizing hormone response to naloxane. J Soc Gynecol Investig 1996; 3: 93-8.

35) Facchinetti F, et al: Premenstrual fall of plasma β-endorphin in patients with premenstrual syndrome. Fertil Steril 1987; 47: 570-3.

36) Sheldon R, et al: The placebo effect in cardiology: understanding and using it. Can J Cardiol 2017 ; 33 : 1535-42.

37) Dubey N, et al: The ESC/E(Z) complex, an effector of response to ovarian steroids, manifests an intrinsic difference in cells from women with premenstrual dysphoric disorder. Mol Psychiatry 2017 ; 22 : 1172-84.

38) Toffoletto S, et al: Emotional and cognitive functional imaging of estrogen and progesterone effects in the female human brain: a systematic review. Psychoneuroendocrinology 2014; 50: 28-52.

39) van den Akker OB, et al: Genetic and environmental factors in premenstrual symptom reporting and its relationship to depression and a general neuroticism trait. J Psychosom Res 1995; 39: 477-87.

40) Condon JT, et al: The premenstrual syndrome.: a twin study. Br J Psychiatry 1993; 162: 481-6.

41) Gillings MR: Were there evolutionary advantages to premenstrual syndrome? Evol Appl 2014; 7: 897-904.

42) Hulstein PL: Premenstrual symptoms and academic stress in emerging adulthood women. ProQuest 2009.

43) Liu Q, et al: Stress reactivity and emotion in premenstrual syndrome. Neuropsychiatr Dis Treat 2017; 13: 1597-602.

44) Gollenberg AL, et al: Perceived stress and severity of premenstrual syndrome: The biocycle study. J Women's Health 2010; 19: 959-67.

45) Jung SJ, et al: Posttraumatic stress disorder and development of premenstrual syndrome in a longitudinal cohort of women. Arch Women's Ment Health 2019; 22: 535-9.

46) Wittchen HU, et al: Trauma and PTSD - an overlooked pathogenic pathway for premenstrual dysphoric disorder? Arch Women's Ment Health 2003; 6: 293-7.

47) Pilver CE, et al: Posttraumatic stress disorder and trauma characteristics are correlates of premenstrual dysphoric disorder. Arch Women's Ment Health 2011; 14: 383-93.

48) Takeda T, et al: Premenstrual symptoms and posttraumatic stress disorder in Japanese high school students 9 months after the Great East-Japan Earthquake. Tohoku J Exp Med 2013; 230: 151-4.

49) Huang Y, et al: Premenstrual syndrome is associated with blunted cortisol reactivity to the TSST. Stress 2015; 18: 160-8.

50) Parry BL, et al: Cortisol circadian rhythms during the menstrual cycle and sleep deprivation in premenstrual dysphoric disorder and normal control subjects. Biol Psychiatry 48; 920-31.

51) Rabin DS, et al: Hypothalamic-pituitary-adrenal function in patients with premenstrual syndrome. J Clin Endocrinol Metab 1990; 71: 1158-62.

52) Rode MV, et al: Effect of premenstrual stress on autonomic function. Ann Neurosci 2010; 17: 131-3.

53) Girdler SS, et al: Dysregulation of cardiovascular responses to stress in premenstrual dysphoric disorder. Psychiatry Res 1998; 81: 163-78.

54) Stamatelopoulos KS, et al: Can premenstrual syndrome affect arterial stiffness or blood pressure? Arteriosclerosis 2012; 224: 170-6.

55) Baker FC, et al: Reduced parasympathetic activity during sleep in the symptomatic phase of severe premenstrual syndrome. J Psychosom Res 2008; 65: 13-22.

56) Ducasse D, et al: Personality traits of suicidality are associated with premenstrual syndrome and premenstrual dysphoric disorder in a suicidal women sample. PLoS One 2016; 11: e0148653.

57) Hsu SC, et al: A comparison of tridimensional personality questionnaire in premenstrual dysphoric disoder and major depressive disorder. Compr Psychiatry 2007; 48: 366-70.

58) Freeman EW, et al: Personality factors in women with premenstrual syndrome. Psychosom Med 1995; 57: 453-9.

59) Berlin RE, et al: Effects of the menstrual cycle on measures of personality in women with premenstrual syndrome: a preliminary study. J Clin Psychiatry 2001; 62: 337-42.

60) Freeman EW, et al: Premenstrual syndrome and dysmenorrhea in relation to emotional distress factors in adolescents. J Psychosom Obstet Gynecol 1993; 14: 41-50.

61) Vichnin M, et al: Premenstrual syndrome (PMS) in adolescents: severity and impairment. J Pediatr Adolesc Gynecol 2006; 19: 397-402.

62) Dye L, et al: Menstrual cycle and appetite control: implications for weight regulation. Hum Reprod 1997; 12: 1142-51.

63) Epel E, et al: Stress may add bite to appetite in women: a laboratory study of stress-induced cortisol and eating behavior. Psychoneuroendocrinology 2001; 26: 37-49.

64) Inam QUA, et al: Effects of sugar rich diet on brain serotonin,hyperphagia and axiety in animal model of both genders. Pak J Pharm Sci 2016; 29: 757-63.

65) Ventura T, et al: Neurobiological basis of craving for carbohydrates. Nutrition 2014; 30: 252-6.

66) Both-Orthman B, et al: Menstrual cycle phase-related changes in appetite in patients with premenstrual syndrome and in control subjects. Am J Psychiatry 1988; 145: 628-31.

67) Nobles CJ, et al: Association of premenstrual syndrome and premenstrual dysphoric disorder with bulimia nervosa and binge-eating disorder in a nationally representative epidemiological sample. Int J Eat Disord 2016; 49: 641-50.

68) Dye L, et al: Food craving during the menstrual cycle and its relationship to stress, happiness of relationship and depression. J Affect Dis 1995; 34: 157-64.

69) Dahlgren CL, et al: Eating disorders in premenstrual dysphoric disorder: a neuroendocrinological pathway to the pathogenesis and treatment of binge eating. J Eat Disord 2018; 6: 35.

70) Bertone-Johnson ER, et al: Adiposity and the development of premenstrual syndrome. J Women's Health 2010; 19: 1955-62.

71) Tworoger SS, et al: Birthweight and body size throughout life in relation to sex hormones and prolactin concentrations in premenopausal women. Cancer Epidem Biomarkers Prev 2006; 15: 2494-501.

72) Barnett JB, et al: Waist-hip ratio, body mass index and sex hormone levels associated with breast cancer in premenopausal Caucasian women. J Med Sci 2002; 2: 170-6.

73) Bertone-Johnson ER, et al: Premenstrual syndrome and subsequent risk of hypertension in a prospective study. Am J Epidemiol 2015; 182: 1000-9.

74) Bertone-Johnson ER, et al: Association of premenstrual syndrome with blood pressure in young adult women. J Women's Health 2016; 25: 1122-8.

75) Danborno AM, et al: Prevalence of premenstrual syndrome and changes in blood pressure with menstrual cycle among university students. Niger J Physiol Sci 2018; 30: 117-24.

76) Nillni YI, et al: Anxiety sensitivity, the menstrual cycle, and panic disorder: a putative neuroendocrine and psychological interaction. Clin Psychol Rev 2011; 31: 1183-91.

77) Ducasse D, et al: Personality traits of suicidality are associated with premenstrual syndrome and premenstrual dysphoric disorder in a suicidal women sample. PLoS One 2016; 10: e0148653.

78) Buttner MM, et al: Examination of premenstrual symptoms as a risk factor for depression in postpartum women. Arch Women's Ment Health 2013; 16: 219-25.

79) Lee YJ, et al: Correlation between postpartum depression and premenstrual dysphoric disorder: Single center study. Obstet Gynecol Sci 2015; 58: 353-8.

80) Freeman EW, et al: Premenstrual syndrome as a predictor of menopausal symptoms. Obstet Gynecol 2004; 103: 960-6.

81) Hautamäki H, et al: Premenstrual symptoms in fertile age are associated with impaired quality of life, but not hot flashes, in recently postmenopausal women. Menopause 2014; 21: 1287-91.

82) Morse CA, et al: Relatioships between premenstrual complaints and perimenopausal experiences. J Psychosom Obstet Gynecol 1998; 19: 182-91.

83) Frank RT: The hormonal causes of premenstrual tension.Arch NeurPsych 1931; 26: 1053-7.

84) Greene R, et al: The premenstrual syndrome. Br Med J 1953; 9: 1007-14.

85) Ussher JM: Research and theory related to female reproduction: Implications for clinical psychology. Brit J Clin Psychol 1992; 31: 129-51.

86) Cooke WR: The differential psychology of the American women. Am J Obstet.Gynecol 1945; 49: 457-72.

87) Morton JH: Premenstrual tension. Am J Obstet Gynecol 1950; 60: 343-52.

88) Batrinos ML: Testosterone and aggressive behavior in man. Int J Endocrinol Metab 2012; 10: 563-8.

89) Hylan TR, et al: The impact of premenstrual symptomatology on functioning and treatment-seeking behavior: experience from the United States, United Kingdom, and France. J Women's Health Gend based Med 1999; 8: 1043-52.

90) Pilver CE, et al: Exposure to American culture is associated with premenstrual dysphoric disorder among ethnic minority. J Affect Disord 2011; 130: 334-41.

91) Breslau J, et al: Immigration to the USA and risk for mood and anxiety disorders: variation by origin and age at immigration. Psychol Med 2009; 39: 1117-27.

92) Ashfaq R, et al: Association between the prevalence of premenstrual syndrome and weight status of adolescent girls (11-21 years).Adv Obes Weight Manag Control 2017; 6: 1-4.

93) Williams DR, et al: The mental health of black Caribbean immigrants: Results from the national survey of American life. Am J Public Health 2007; 97: 52-9.

94) Cenac A, et al: Premenstrual syndrome in Sahelian Africa. A comparative study of 400 literate and illiterate women in Niger. Trans R Soc Trop Med Hyg 1987; 81: 544-7.

95) Sut HK, et al: Effect of premenstrual syndrome on work-related quality of life in Turkish nurses. Saf Health Work 2016; 7: 78-82.

96) Hardy C, et al: Exploring premenstrual dysphoric disorder (PMDD) in the work context: a qualitative study. J Psychosom Obstet Gynecol 2017; 38: 292-300.

97) Bermejo-Toro L, et al: Absenteeism, burnout and symptomatology of teacher stress : sex differences.Int J Educ Psychol 2014; 3: 175-201.

98) Halbreich U, et al: Continuous oral levonorgestrel/ethinyl estradiol for treating premenstrual dysphoric disorder. Contraception 2012; 85: 19-27.

99) Stoddard JL, et al: Exercise training effects on premenstrual distress and ovarian steroid hormones. Eur

J Appl Physiol 2007; 99: 27-37.

100) Kossman DA, et al: Exercise lowers estrogen and progesterone levels in premenopausal women at high risk of breast cancer. J Appl Physiol 2011. 111: 1687-93.

101) Crajkowska M, et al: Menstrual cycle and prevalence of premenstrual syndrome/premenstrual dysphoric disorder in adolescent athletes. J Pediatr Adolesc Gynecol 2015; 28: 492-8.

102) Takeda T, et al: Stress fracture and premenstrual syndrome in Japanese adolescent athletes: a cross-sectional study. BMJ Open 2016; 10 e013103.

103) Bertone-Johnson ER, et al: Calcium and vitamin D intake and risk of incident premenstrual syndrome. Arch Intern Med 2005; 165: 1246-52.

104) Arab A, et al: The association between vitamin D and premenstrual syndrome: A systematic review and meta-analysis of current literature. J Am Coll Nutr 2019; 38: 648-56.

105) Rapkin AJ, et al: Contraception counseling for women with premenstrual dysphoric disorder (PMDD): current perspectives. Open Access Contracept 2019; 20: 27-39.

106) Tiemstra JD, et al: Hormonal therapy in the management of premenstrual syndrome. J Am Board Fam Pract 1998; 11; 378-81.

107) Halbreich U, et al: Clinical diagnostic criteria for premenstrual syndrome and guidelines for their quantification for research studies. Gynecol Endocrinol 2007; 23: 123-30.

108) Lopez LM, et al: Oral contraceptives containing drospirenone for premenstrual syndrome. Cochrane Detabase Syst Rev 2012; 2: CD006586.

109) Gunston KD: Norethisterone enantate in the treatment of premenstrual syndrome. S Afr Med J 1995; 85: 851-2.

110) Watson NR, et al: Treatment of severe premenstrual syndrome with estradiol patches and cyclical oral norethisterone. Lancet 1989; 2: 730-2.

111) Hammarbäck S, et al: Cyclical changes in the menstrual tension syndrome during sequential estrogen-progestagen postmenopausal replacement therapy. Acta Obstet GynecolScand 1985; 64: 393-7.

112) Wyatt K, et al: Efficacy of progesterone and progestogens in management of premenstrual syndrome: systematic review. BMJ 2001; 323: 776-80.

113) Schaffir, et al: Combined hormonal contraception and its effect on mood: a critical review. Eur J Contracept Reproduct Health Care 2016; 21: 347-55.

114) Hahn PM, et al: A randomized placebo-controlled, crossover trial of danazol for the treatment of premenstrual syndrome. Psychoneuroendocrinology 1995; 20: 193-209.

115) Marjoribanks J, et al: Selective serotonin reuptake inhibitors for premenstrual syndrome. Cochrane Database Syst Rev 2013: CD001396.

116) Sylvester C, et al: Selective serotonin reuptake inhibitors and fertility: considerations for couples trying to conceive. Harv Rev Psychiatry 2019; 27: 108-18.

117) Emiliano ABF, et al: From galactorrhea to osteopenia: rethinking serotonin-prolactin interactions. Neuropsychopharmacology 2004; 29: 833-46.

118) Torre DL, et al: Pharmacological causes of hyperprolactinemia. The Clin Risk Manag 2007; 3: 929-51.

119) Steiner M, et al: Luteal phase and symptom-onset dosing of SSRIs/SNRIs in the treatment of premenstrual dysphoria: clinical evidence and rationale. CNS Drugs 2013; 27: 583-9.

120) Eriksson E, et al: The serotonin reuptake inhibitor paroxetin is superior to the noradrenalin reuptake inhibitor maprotiline in the treatment of premenstrual syndrome. Neuropsychopharmacology 1995; 12: 167-76.

121) Rapkin AJ, et al: Premenstrual dysphoric disorder and severe premenstrual syndrome in adolescents. Paediatr Drugs 2013; 15: 191-202.

122) Bryant M, et al: Effect of consumption of soy isoflavones on behavioral,somatic and affective symptoms in women with premenstrual syndrome. Br J Nutr 2005; 93: 731-9.

123) Casper RF, et al: The effect of hysterectomy and bilateral oophorectomy in women with severe premenstrual syndrome. Am J Obstet Gynecol 1990; 162: 105-9.

# おわりに

　現在、PMSという言葉をよく耳にするようになった。しかし、現存するさまざまな解説書はおしなべてPMSの症状、発現時期などの記載にとどまっている。これではPMSで苦しむ女性に対する社会の支援は広まらないだろう。そこで、これまでの成書とは一線を画し、医学的視点のみならず、人類の歴史、文化、女性と社会とのかかわりといった観点からPMSを俯瞰した本書を企画した。筆者が意図したことは、PMSなるものを社会全体が正しく理解し、PMSの背景にあるさまざまな要因を皆で考えることが、PMSで悩む女性の支援につながるということである。

　本書はPMS/PMDDを扱っているが、これを数ある病気の一つとして取り上げたということでは決してない。PMS/PMDDを語ることは、否応なしに男女の生物学的違い、生物学的役割、そして両性がそろって人類社会が成り立っているということを再認識することにもなる。換言すれば、男女がそれぞれの特性を活かすことで社会の営みが保たれているということになり、PMS/PMDDは、そのような文脈でみた女性の特性といえる。

　PMS/PMDDを論じることは、女性の社会への進出が著しい昨今、男女がどのような形で社会に貢献することが、男女または社会にとって望ましいのかといったことにも貴重な示唆をもたらしてくれる。そして、真の意味で男女が公平に社会で活躍するにはどうしたらよいのかということを考えるきっかけを与えてくれる。これほど多くのこととかかわりをもつ単一の疾患はほかに例がない。このことが逆にPMS/PMDDをいかに捉えたらよいのかという難解なテーマと表裏となっている。

　PMS/PMDDの頻度を考えると、医療機関のみでは対応が困難である。さらに、現在の医療はエビデンスやガイドラインに則った診療がなされるべきであるとされているが、PMS/PMDDで悩む女性は、その背景、症状はあまりに個別的であり、しかも現代社会が産み出した外因性の病態という側面がある。そのため、心疾患、循環器疾患のように診断、治療に関する明解なガイドラインを作成することは難しく、医療のみで問題を解決するには限界がある。医師以外の多くの者がPMS/PMDDで苦しむ女性に寄り添いつつ、きめ細やかな対応をとることが重要である。本書を通じ、PMS/PMDDを多くの方々に理解していただき、看護、保健、福祉、行政、企業などを巻き込んだ幅広い支援体制が築かれることを切に念願する。

　さらに本書を通して強調したいこととして、女性は不快な体験ばかり押しつけられているというわけではないということである。女性の生殖の鍵となる

ホルモン、すなわちエストロゲンはさまざまな形で女性の健康を守り、女性の妊娠、出産、育児が円滑に進行することを可能としている。平均寿命の男女差も、産む性としてのしくみが備わっている女性に付与される恩恵ともいえる。

　男女のからだのしくみや機能は、基本的に異なるものであり、機械的な男女平等論は男女双方にとって益することはない。確実にいえることは、男女がそれぞれの特質を活かして理解・協調しないと、未来の人類は存在しないということである。このことは現在、わが国をはじめとする先進諸国で急速に進んでいる少子化の背景と無縁ではない。男女が互恵的に協力し合うことが、双方の生きがい、生きる目標、幸福などにつながるものである。

　本書を通じて、このような著者の微意を汲み取っていただければ望外の喜びである。

　最後にあたり、本書の編集過程において貴重な示唆、助言をいただいた原鎮夫氏、メジカルビュー社の浅見直博氏に深甚な感謝の意を表する次第である。

2020年9月吉日

**武谷雄二**

# 索引

# 著者略歴

## 武谷　雄二

### 現在
東京大学名誉教授
医療法人社団レニア会(アルテミスウイメンズホスピタル)理事長

### 職歴
| | |
|---|---|
| 1973年3月 | 東京大学医学部医学科卒 |
| 1980年12月〜1982年12月 | 米国NIHへ留学 |
| 1985年7月〜1986年10月 | 東京大学医学部講師 |
| 1986年11月〜1992年3月 | 東京大学医学部産科婦人科学教室助教授 |
| 1992年4月〜2012年3月 | 東京大学医学部産科婦人科学教室主任教授 |
| 2005年4月〜2007年3月 | 日本産科婦人科学会初代理事長 |
| 1999年4月〜2001年3月 | 東京大学医学部附属病院病院長(1期) |
| 2007年4月〜2011年3月 | 東京大学医学部附属病院病院長(2期) |
| 2012年4月〜2016年3月 | 独立行政法人労働者健康福祉機構(現 労働者健康安全機構)理事長 |
| 2013年6月〜 | 医療法人社団レニア会理事 |
| 2016年4月〜 | 医療法人社団レニア会(アルテミスウイメンズホスピタル)理事長，現在に至る |

### 所属学会
| | |
|---|---|
| 日本産科婦人科学会 | 初代理事長，名誉会員 |
| 日本生殖医学会 | 名誉会員 |
| 日本女性医学会 | 名誉会員 |

### 書籍
| | |
|---|---|
| ・月経のはなし(著書) | 中公新書 |
| ・エストロゲンと女性のヘルスケア(著書) | メジカルビュー社 |
| ・プリンシプル産科婦人科学(産科編，婦人科編)(監修) | メジカルビュー社 |
| ・新女性医学大系(全45巻)(編集) | 中山書店 |

ほか多数

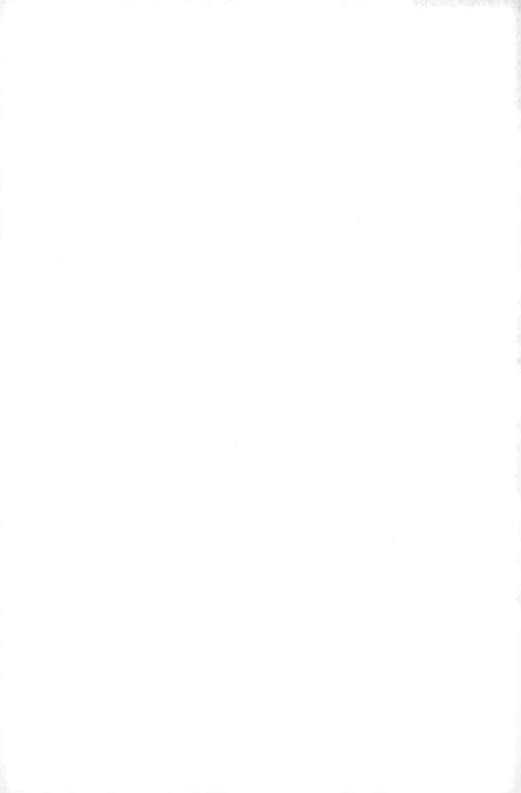

**PMS** 月経前症候群
正しい知識をもつために

2020年10月10日　第1版第1刷発行
2022年1月10日　　　　第2刷発行

■著　者　武谷雄二　たけたに ゆうじ

■発行者　三澤　岳

■発行所　株式会社メジカルビュー社
〒162-0845 東京都新宿区市谷本村町2-30
電話　03（5228）2050（代表）
ホームページ https://www.medicalview.co.jp/

営業部　FAX 03（5228）2059
　　　　E-mail　eigyo@medicalview.co.jp

編集部　FAX 03（5228）2062
　　　　E-mail　ed@medicalview.co.jp

■印刷所　公和印刷株式会社

ISBN 978-4-7583-1994-2　C3047